Dr. rer. nat. Vera Rosival

Migräne natürlich behandeln

So helfen Naturheilverfahren und Naturheilmittel
bei Kopfschmerz und Migräne.
Ursachen erkennen – zur richtigen
Therapie finden.
Anleitungen für die Behandlung zu Hause.

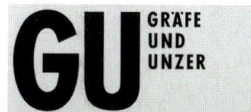

GU GRÄFE UND UNZER

Inhalt

Natürliche Behandlung der Migräne 57

Inhalt

Ein Wort zuvor

Wer von uns hat nicht schon einmal Kopfschmerzen gehabt? Wir alle kennen sie, diese lästigen Schmerzen irgendwo im Kopf, die uns nur allzuoft auf hartnäckige Weise daran hindern, den gewohnten Tätigkeiten nachzugehen. Jede Bewegung kann ein unerträgliches Stechen auslösen; am liebsten würde man mit solchen Schmerzen im Bett bleiben, bei geschlossenen Vorhängen und absolut ungestört.

Treten bei Ihnen derartige Kopfschmerzen nur gelegentlich auf, nach besonderen Anstrengungen körperlicher oder geistig-seelischer Art zum Beispiel, können Sie sich schnell helfen mit einem homöopathischen Mittel, ausnahmsweise vielleicht auch mit einer Kopfschmerz-Tablette. Leiden Sie jedoch häufiger unter solcherart quälendem Kopfschmerz, werden diese Schmerzen gar zur Regel, müssen Sie zu anderen Maßnahmen greifen.

Kopfschmerz ist nicht gleich Kopfschmerz; die auftretenden Beschwerden können sehr unterschiedlich sein in ihrer Ausprägung, ihrer Auswirkung und ihrer Häufigkeit.

Leiden Sie tagelang und so stark unter Kopfschmerzen, daß Sie aus dem normalen Leben, aus Ihrem Alltag, völlig ausgeschaltet sind, tritt auch Erbrechen auf bei diesen Schmerzanfällen, dann handelt es sich um Migräne.

Wichtig! Bei Beschwerden dieser Art ist eine ärztliche Untersuchung mit einer genauen Diagnosestellung unabdingbar: Grundsätzlich muß bei jedem Kopfschmerz, bei jedem Schwindelanfall ein Tumor oder eine Zyste im Kopfbereich als Ursache ausgeschlossen werden.

Die richtige Diagnose zu stellen, eine angemessene Therapie zu finden, ist bei den kleineren Störungen im Körper meist schwieriger, denn allzuoft können sie weder wirklich erfaßt noch genau gemessen werden. Aber gerade die kleinen Störungen sind es, die häufig Ursache von lästigem Kopfschmerz oder Migräne sind.

Dieser Ratgeber bietet Ihnen die Möglichkeit, die Ursache Ihrer Kopfschmerzen, Ihrer Migräne zu erkennen und zur richtigen Behandlung zu finden.

● Als erstes werden Sie angeleitet, sich selbst sehr genau zu beobachten (Selbstbeobachtung → Seite 10): Bestimmen Sie den Ort Ihrer Schmerzen, den Zeitpunkt ihres Auftretens und die Art der Schmerzen. So gewinnen Sie erste Hinweise auf die Schmerzursache.
Seitenquerverweise führen Sie weiter.

Ausprägung

● Ihren »Verdacht«, um welche Ursache es sich handeln könnte, überprüfen Sie anschließend (Ursachen und Therapie-Empfehlungen, → Seite 24). Vergleichen Sie Ihren Gesamtzustand und Ihre Beschwerden mit den Ausführungen, in denen wichtige Zusammenhänge erläutert und die Grenzen der Selbstbehandlung ausgewiesen sind.
Seitenquerverweise führen Sie weiter.

Ursachen

● Mit dem dritten Schritt finden Sie zu den für Sie geeigneten Therapie-Maßnahmen (Natürliche Behandlung der Migräne, → Seite 57). Die vorgestellten Methoden und die praktischen Ratschläge helfen Ihnen bei der Behandlung Ihrer Kopfschmerzen.

Behandlung

Der Wegweiser, wie er für diesen Ratgeber erarbeitet wurde, führt Sie also Schritt für Schritt von der Selbstbeobachtung über die Erläuterung der Ursachen zur richtigen Behandlung.

> Bitte beachten Sie die jeweils ausgewiesenen Grenzen der Selbstbehandlung sorgfältig; halten Sie sich bei den Anwendungen an die Anleitungen.

Sinn dieses Ratgebers ist es, die vielfältigen Ursachen, Ausprägungen und auch Behandlungsmöglichkeiten von Kopfschmerz und Migräne verständlich darzustellen.
Ich wünsche mir, daß meine Empfehlungen auch Ihnen helfen können, Ihren Kopfschmerz, Ihre Migräne erfolgreich zu behandeln.

Migräne und Kopfschmerz – was ist das?

In unserer Umgangssprache wird der Unterschied zwischen Migräne und Kopfschmerzen nicht immer richtig berücksichtigt. Manche Menschen sprechen bei den leichtesten Kopfschmerzen bereits von ihrer »Migräne«, andere halten diesen Begriff nur für den überspannten Ausdruck ganz gewöhnlicher Kopfschmerzen.

Kopfschmerzen sind spontane Schmerzen im Kopfbereich ohne äußere Verletzung. Sie entstehen überwiegend durch Druckänderungen im Gehirn. Häufig ist damit auch eine unzureichende Durchblutung der inneren oder äußeren Gefäße im Kopf verbunden, wie sie zum Beispiel bei Problemen mit der Halswirbelsäule oder bei Krämpfen der glatten Gefäßmuskulatur auftreten kann. Vor allem nervöse und seelisch empfindliche Menschen neigen zu solchen Gefäßkrämpfen. Wie Sie noch erfahren werden, können aber auch eine Reihe anderer organischer oder seelischer Veränderungen zu Kopfschmerzen führen.

Migräne: Anfälle von Kopfschmerz

Unter Migräne versteht man anfallsweise wiederkehrende, Stunden oder Tage andauernde Anfälle von Kopfschmerzen. Sie sind meist einseitig und begleitet von Augenflimmern, Übelkeit, Erbrechen und einer Überempfindlichkeit der Sinnesorgane (vor allem der Augen). Bei Migräne verengen sich die inneren oder die äußeren Blutgefäße des Kopfes, wodurch ein klopfender oder stechender Schmerz entsteht. Mit der Zeit staut sich das Blut im Kopf; der Flüssigkeitsdruck im Gehirn steigt an, da das Blut nicht richtig abfließen kann. Eine Migräne kann sich durch Müdigkeit oder Frösteln ankündigen und Kreislaufstörungen bis zu Ohnmachtsanfällen nach sich ziehen.

Man unterscheidet bei Migräne drei Phasen:

Vor dem Schmerz-Anfall

Erste Phase: Vor der Migräne sind die Betroffenen entweder schläfrig, erschöpft, lustlos und müde oder zeigen genau die umgekehrte Reaktion und sind dann nervös, erregt und unruhig. Zusätzlich können auftreten: eine Änderung des Appetits (entweder Heißhunger oder Appetitlosigkeit), Speichelfluß oder trockener Mund, Durchfall oder Verstopfung, schlechte-

8

res Sehen und Hören oder erhöhte Sensibilität für Gerüche, Lärm und Licht.

Zweite Phase: Der Schmerz entsteht langsam und steigert sich bis zur Unerträglichkeit, oder er tritt ganz plötzlich und anfallartig auf. Migräneschmerzen sind meistens einseitig, nur manchmal verbreiten sie sich über den ganzen Kopf. Charakteristisch ist die Art der Kopfschmerzen (pulsierend, dumpf, bohrend, reißend), später gefolgt von Erbrechen, das manchmal auch erst nach einem Essen auftritt. Oft wird nur Galle erbrochen, was sehr anstrengt und zu Flüssigkeitsverlust und zum Verlust von Elektrolyten (Salze, Säuren, Basen) führt.

Der Schmerz-Anfall

In diesem Stadium sind die Kranken blaß, haben Augenringe und sind nicht mehr in der Lage, sich zu konzentrieren oder Licht und Lärm zu ertragen. Deswegen liegen sie am liebsten in einem ruhigen, dunklen Raum. Die Dauer eines solchen Anfalls ist unterschiedlich, er kann sich von einigen Stunden bis über einige Tage erstrecken.

Nach dem Schmerz-Anfall

Dritte Phase: Nach dem Anfall schlafen die Patienten meistens ein und sind nach dem Aufwachen beschwerdefrei.

Die genaue Zahl der Menschen, die unter Migräne leiden, ist bis heute nicht bekannt, Statistiker schätzen den Anteil in der Bevölkerung auf 3 bis 10 Prozent. Unabhängig von der medizinischen Definition ist manchmal nicht klar auszumachen, ob gerade eine Migräne oder »nur« Kopfschmerzen vorliegen. Deshalb wird in diesem Buch hauptsächlich von Ihren »Kopfschmerzen« die Rede sein.

Das Aufspüren der Ursachen von Kopfschmerzen ist manchmal sehr schwierig. Sicher ist, daß Ihnen Ihr Körper über den Kopfschmerz ins Bewußtsein bringt (»in den Kopf steigen läßt«), daß an anderer Stelle etwas nicht in Ordnung ist, und Sie sich gefälligst mehr schonen und darum kümmern sollen. Wer die Zeichen zu deuten weiß, erkennt auch, daß der Körper in seiner Sprache sogar Hinweise auf die Herkunft der Beschwerden gibt. Das folgende Kapitel hilft Ihnen, diese Sprache zu verstehen.

Erste Hinweise durch Selbstbeobachtung

Wie unangenehm und schlimm ein Kopfschmerz sein kann, hat wohl jeder schon erlebt. Die Erfahrung aber, wie wohltuend und schön es ist, die Beschwerden wieder loszuwerden, ist nicht allen Patienten vergönnt. Damit Sie sich nicht unnötig lange plagen, sollten Sie an sich selbst einige Beobachtungen vornehmen, die für die Suche nach den Ursachen und damit für die Therapie sehr wichtig sind.

Bitte genau beantworten

● Stellen Sie sich bei Ihren Kopfschmerzen die Frage, *wo, wann* und *wie* sie auftreten. Versuchen Sie, diese Frage möglichst genau zu beantworten, beobachten Sie sich dazu notfalls über einen längeren Zeitraum (zum Beispiel: wie läßt sich der Schmerz beschreiben, bei welchen Bewegungen, zu welchen Uhrzeiten, an welchen Orten tritt er auf?).

Der Ort der Schmerzen

Jeder Stelle des Kopfes, an der Schmerzen auftreten, läßt sich ziemlich genau zuordnen, welche Ursache sich dahinter verbirgt. Das Wissen um diese Zusammenhänge verdanken wir der jahrtausendealten chinesischen Medizin, deren genaue Beobachtungen in den Regeln der Akupunkturlehre zusammengefaßt sind (Akupressur, Seite 98). Ihr zufolge verlaufen an bestimmten Stellen des Kopfes »Meridiane«, die meist als Linien auf der Haut dargestellt werden (→ Grafik Seite 11). Praktisch muß man sie sich als Bahnen vorstellen, durch die unsere Lebensenergie fließt.

Weist auf Ursachen hin

Die Meridiane durchziehen den Körper auf jeweils unterschiedlichen Wegen und stehen mit bestimmten Organen in Verbindung. Ist ein Organ unseres Körpers geschwächt oder erkrankt, dann ist der Energiefluß des zugehörigen Meridians verändert und kann an einer bestimmten Stelle seiner Bahn Schmerzempfindungen hervorrufen. Umgekehrt läßt der Schmerzort Rückschlüsse auf die Herkunft des Schmerzes zu. Auf der Oberfläche unseres Kopfes verlaufen eine ganze Reihe von Meridianen:

Gesicht: Magen-Meridian, Gallenblasen-Meridian, Blasen-Meridian, Dickdarm-Meridian, Drüsen-Meridian, Dünndarm-Meridian.

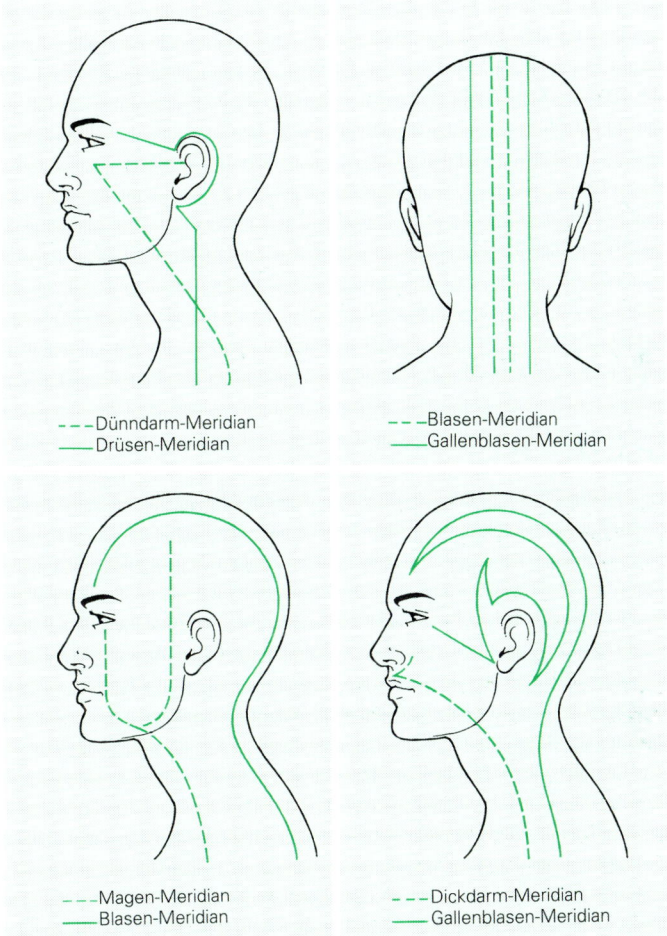

Verlauf der Meridiane im Bereich des Kopfes

- - - Dünndarm-Meridian
—— Drüsen-Meridian

- - - Blasen-Meridian
—— Gallenblasen-Meridian

- - - Magen-Meridian
—— Blasen-Meridian

- - - Dickdarm-Meridian
—— Gallenblasen-Meridian

Vorne seitlich: Dünndarm-Meridian, Drüsen-Meridian, Gallenblasen-Meridian
hinten: Blasen-Meridian, Gallenblasen-Meridian

11

*Lokalisieren
Sie Ihren
Kopfschmerz –
so finden Sie
zur Ursache*

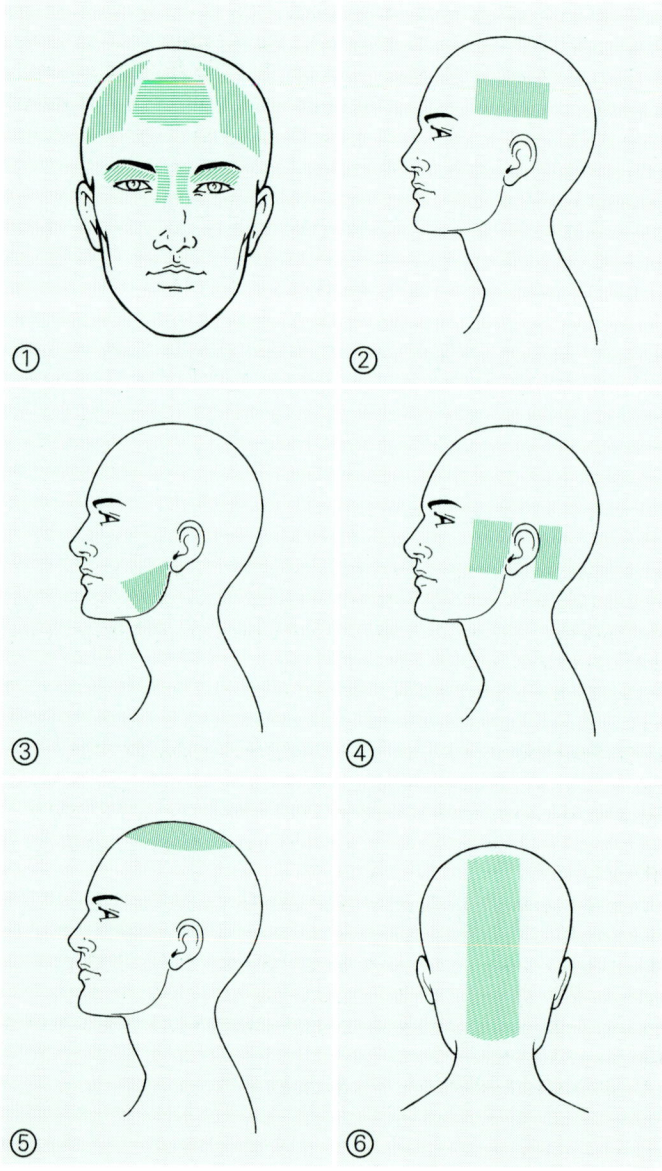

Bitte stellen Sie als erstes möglichst genau fest, an welcher Stelle Ihre Kopfschmerzen sitzen. Sie werden erstaunt sein, wie viele Möglichkeiten es dabei gibt. Die folgende Checkliste der häufigsten Schmerzgebiete, die Erläuterungen möglicher Ursachen und die Grafiken auf Seite 12 sollen Ihnen dabei eine Hilfe sein.

Den Schmerz lokalisieren

Checkliste: Ort der Kopfschmerzen

Vom Ort der Schmerzen –

o vorne Stirn	o seitlich mitte
o vorne Nasenwurzel	o Schädeldecke
o in den Augenhöhlen	o Hinterkopf
o Außenseiten der Stirn	o wandernd
o seitlich oben	o diffus
o seitlich unten	

Mögliche Schmerzursachen

● *Schmerzen vorne an der Stirn (Seite 12, Grafik 1)*
Bei Schmerzen an der Stirn, vor allem im Bereich der beiden Stirnhöcker, ist der Gallenblasen-Meridian betroffen. Dies läßt eine Störung der Galle vermuten.
Wo geht es weiter? Galle (⟶ Seite 45).

– zur Schmerzursache

● *Schmerzen vorne an der Nasenwurzel (Seite 12, Grafik 1)*
Beschwerden an der Nasenwurzel oder am Beginn der Augenbrauen betreffen den Blasen-Meridian, der von oberhalb der Nasenwurzel über den Kopf und dann neben der Wirbelsäule bis zur kleinen Zehe verläuft.
Wo geht es weiter? Blase (⟶ Seite 43).

● *Schmerzen in den Augenhöhlen (Seite 12, Grafik 1)*
Fühlen Sie die Schmerzen in den Augenhöhlen, befinden sie sich im Einflußbereich des Trigeminus-Nervs (⟶ Abbildung Seite 32).
Wo geht es weiter? Neuralgien (⟶ Seite 32).

13

Vom Ort der Schmerzen –

● *Schmerzen an den Außenseiten der Stirn (Seite 12, Grafik 1)*
Liegen die Kopfschmerzen an den seitlichen Bereichen der Stirn, ist der Magen-Meridian betroffen. Da dieser Meridian sehr leicht mit Hautausschlägen reagiert, kann dort gleichzeitig ein Ausschlag zu finden sein.
Wo geht es weiter? Magen (→ Seite 41).

● *Schmerzen seitlich oben (Seite 12, Grafik 2)*
Bei Beschwerden oberhalb der Ohren ist der Drüsen-Meridian betroffen.
Wo geht es weiter? Drüsen (→ Seite 45).

● *Schmerzen seitlich unten (Seite 12, Grafik 3)*
Orten Sie Ihre Kopfschmerzen an der Seite unterhalb der Ohren, kommen entweder eine Störung des Magens (Schmerzen mehr vorne unten) oder eine Trigeminusreizung als Ursachen in Frage.
Wo geht es weiter? Magen (→ Seite 32); Neuralgien (→ Seite 32).

● *Schmerzen seitlich mitte (Seite 12, Grafik 4)*
An den Seiten unseres Kopfes verlaufen die zwei Meridiane der Gallenblase und der inneren Drüsen. Prinzipiell äußern sich alle hormonellen Störungen in dieser Art Kopfschmerz. Falls Sie den Ort Ihrer Kopfschmerzen keinem der Meridiane (→ Abbildung Seite 11) zuordnen können und falls der Schmerz im Ohrbereich innen liegt, kommt auch eine Ohrinfektion in Frage.
Wo geht es weiter? Je nach Lage entweder Galle (→ Seite 45), innere Drüsen (→ Frauenbeschwerden, Seite 45) oder Mittelohrentzündung (→ Seite 47).

– zur Schmerz ursache

● *Schmerzen oben an der Schädeldecke (Seite 12, Grafik 5)*
Denken Sie sich jeweils eine Linie von den Ohren und der Nase aufwärts zum höchsten Punkt des Kopfes. Sitzen Ihre Kopfschmerzen im Bereich der Schnittstelle dieser Linien, müssen Sie an psychische Ursachen denken.
Wo geht es weiter? Psychische und nervöse Störungen (→ Seite 33).

Vom Ort der Schmerzen –

● *Schmerzen am Hinterkopf (Seite 12, Grafik 6)*
Bitte geben Sie sich bei der Ortung der Kopfschmerzen am Hinterkopf besondere Mühe. Liegen die Schmerzen nahe (etwa 1 Zentimeter) der Mittellinie, sind sie ein Hinweis auf den Blasen-Meridian. Spüren Sie sie jedoch mehr seitlich, etwa im Bereich der Hinterhauptshöcker, ist bereits der Gallenblasen-Meridian angesprochen.
Wo geht es weiter? Schmerz mittig: Blase ($\longrightarrow$ Seite 43); Schmerz seitlich: Gallenerkrankungen ($\longrightarrow$ Seite 45).

● *Wandernde Schmerzen*
Bei dieser Art von Kopfschmerzen, die sehr rasch den Ort wechselt und deshalb ein Lokalisieren schwer macht, ist meist ein Virusbefall die Ursache. Kopfschmerzen nach Grippe sind ein typisches Beispiel dafür.
Wo geht es weiter? Virale Erkrankungen ($\longrightarrow$ Seite 48).

● *Diffuse Schmerzen*
Sie sind nicht zu verwechseln mit den wandernden Schmerzen, die zumindest kurzfristig einem Ort zugeordnet werden können. Diffuse Kopfschmerzen sind verschwommen oder undefinierbar und deuten sehr oft auf eine Darmstörung oder einen Pilzbefall des Darms hin.
Wo geht es weiter? Dickdarm ($\longrightarrow$ Seite 40); Pilzbefall ($\longrightarrow$ Seite 49).

– zur Schmerzursache

Konnten Sie den Schmerz an einer bestimmten Stelle ausfindig machen, dann sind Sie schon ein wesentliches Stück vorangekommen. Einige Arten von Kopfschmerzen können jedoch mit dem vorgegebenen System nicht erfaßt werden. Meist handelt es sich dann um Herpes-Viren oder Trigeminus-Neuralgien, die überall dort, wo ein Nerv verläuft, vorkommen können. Ob Sie nun in diesem Abschnitt Anhaltspunkte für die Ursachen Ihrer Kopfschmerzen finden konnten oder nicht, bitte überprüfen Sie auch noch die anderen Hinweismöglichkeiten, die den Zeitpunkt und die Art der Kopfschmerzen betreffen. Erst wenn Sie alle Indizien gesammelt haben, können Sie die Ursache Ihrer Kopfschmerzen richtig bewerten.

Der Zeitpunkt der Schmerzen

Viele Arten von Kopfschmerzen bestehen nicht ununterbrochen, sondern treten mehr oder weniger regelmäßig oder in bestimmten Situationen auf, zum Beispiel jeden Monat vor der Regel, nach dem Mittagessen oder frühmorgens zwischen fünf und sieben Uhr. Diese unterschiedlichen Zeitpunkte beim Auftreten der Kopfschmerzen geben wichtige Hinweise auf die vorliegende Störung.

Am leichtesten ist einzusehen, daß im Falle einer Nahrungsmittelallergie nach dem Essen (also nach der Zufuhr des Allergens) Kopfschmerzen eintreten können. Auch das Auftreten von Kopfschmerzen im monatlichen Rhythmus der Periode läßt sich nachvollziehen. Verständlich wird auch die Verknüpfung zwischen Uhrzeit und unterschiedlichen Organen als Ursache, wenn man weiß, daß jedes Organ zu einer

Die chinesische Organuhr: Sie hilft Ihnen, zur Schmerzursache zu finden

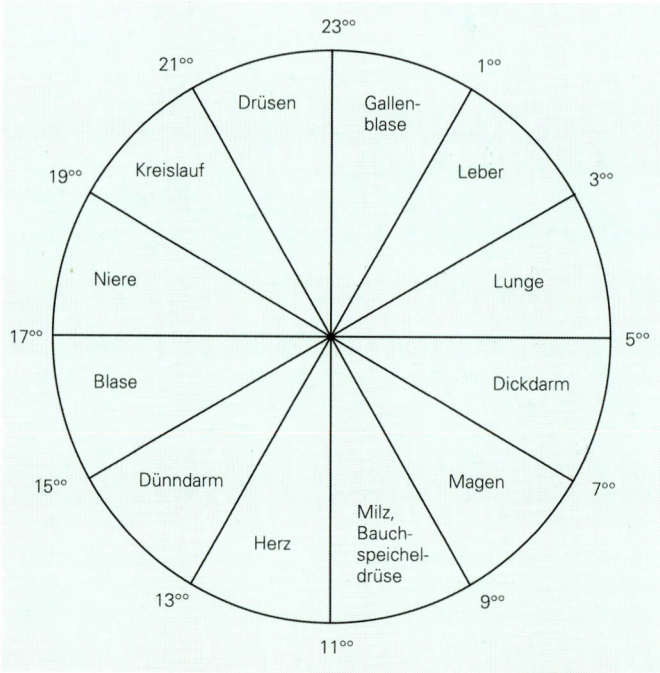

ganz bestimmten Uhrzeit einen Höhepunkt seiner Aktivität aufweist. Diese Zusammenhänge sind schon sehr lange bekannt und wurden bereits in der frühen chinesischen Medizin zu Diagnosezwecken eingesetzt. Sie sind uns als »chinesische Organuhr« überliefert (→ Grafik Seite 16).

Klären Sie wieder durch Selbstbeobachtung eventuelle Gesetzmäßigkeiten bei Ihren Kopfschmerzen anhand der folgenden Checkliste.

Zeitpunkt der Kopfschmerzen

- o   vor dem Essen
- o   bei bestimmten Genußmitteln
- o   nach dem Essen
- o   vor oder während der Regel
- o   zwischen   1.00   und   3.00 Uhr
- o   zwischen   3.00   und   5.00 Uhr
- o   zwischen   5.00   und   7.00 Uhr
- o   zwischen   7.00   und   9.00 Uhr
- o   zwischen   9.00   und   11.00 Uhr
- o   zwischen   11.00   und   13.00 Uhr
- o   zwischen   13.00   und   15.00 Uhr
- o   zwischen   15.00   und   17.00 Uhr
- o   zwischen   17.00   und   19.00 Uhr
- o   zwischen   19.00   und   21.00 Uhr
- o   zwischen   21.00   und   23.00 Uhr
- o   zwischen   23.00   und   1.00 Uhr

Vom Zeitpunkt der Schmerzen –

Mögliche Schmerzursachen

● *Regelmäßige Kopfschmerzen vor dem Essen*
Wenn Kopfschmerzen kurz vor dem Essen auftreten, so wird eine Übersäuerung des Magens vorliegen. Die Überproduktion von Magensäure erkennen Sie leicht an Sodbrennen oder saurem Aufstoßen.
Wo geht es weiter? Magen (→ Seite 41).

» zur Schmerzursache

**Vom Zeit-
punkt der
Schmerzen –**

● *Kopfschmerzen bei bestimmten Genußmitteln*
Eine Unverträglichkeit bestimmter Bestandteile eines
Essens zeigt sich darin, daß die Kopfschmerzen regelmäßig
während des Essens oder unmittelbar danach auftreten.
Wo geht es weiter? Allergien (⟶ Seite 26).

● *Regelmäßige Kopfschmerzen nach dem Essen*
Manche Kopfschmerzen treten grundsätzlich nach dem
Essen oder nach einem Essen auf, das man nicht verträgt.
Sind sie von Erbrechen, Magendruck oder Zittern begleitet,
so ist dies ein Hinweis auf eine Nahrungsmittelallergie.
Wo geht es weiter? Allergien (⟶ Seite 26).

● *Kopfschmerzen vor oder während der Regel*
Regelmäßige Kopfschmerzen vor oder während der Regel
deuten auf eine hormonelle Störung. Sie kann entweder von
den hormonproduzierenden Eierstöcken, den Nebennieren
oder der nächsthöheren Steuerinstanz, der Hypophyse, ausgehen.
Wo geht es weiter? Frauenbeschwerden (⟶ Seite 27).

● *Kopfschmerzen zu bestimmten Uhrzeiten*
Besonders aufschlußreich ist das regelmäßige Auftreten von
Kopfschmerzen zu immer derselben Uhrzeit. Wachen Sie
wiederholt zu einer bestimmten Zeit auf oder bekommen Sie
um diese Zeit immer wieder Kopfschmerzen, so kann dies
ein wichtiger Hinweis auf eine Störung des zugeordneten
Organs sein.
Wo geht es weiter? Informieren Sie sich je nach Uhrzeit
unter dem angegebenen Organ:

– zur Schmerzursache

1.00 bis 3.00 Uhr:	Leber (⟶ Seite 39)	
3.00 bis 5.00 Uhr:	Lunge (⟶ Seite 40)	
5.00 bis 7.00 Uhr:	Dickdarm (⟶ Seite 40)	
7.00 bis 9.00 Uhr:	Magen (⟶ Seite 41)	
9.00 bis 11.00 Uhr:	Milz und Bauchspeicheldrüse = Pankreas (⟶ Seite 42)	
11.00 bis 13.00 Uhr:	Herz (⟶ Seite 42)	
13.00 bis 15.00 Uhr:	Dünndarm (⟶ Seite 42)	

```
15.00  bis 17.00  Uhr:   Blase (⟶ Seite 43)
17.00  bis 19.00  Uhr:   Niere (⟶ Seite 43)
19.00  bis 21.00  Uhr:   Kreislauf (⟶ Seite 44)
                         Sexualität (⟶ Seite 35)
21.00  bis 23.00  Uhr:   Drüsen (⟶ Seite 45)
23.00  bis  1.00  Uhr:   Gallenblase (⟶ Seite 45)
```

Die Art der Kopfschmerzen

Üblicherweise kennt man nur eine Art von Schmerz, jede Belastung, jede unangenehme Empfindung wird bereits als Schmerz bezeichnet. Entsprechend ungeschickt stellen wir uns an, wenn wir einen Schmerz genauer beschreiben sollen. Dabei hat die Art der Kopfschmerzen viel damit zu tun, wie sie rein mechanisch hervorgerufen werden.
Selbst wenn es nicht einfach ist, bitte versuchen Sie auch hier eine möglichst exakte Unterscheidung und Zuordnung.

Wie fühlt sich der Schmerz an?

Art der Kopfschmerzen

o zusammenziehend
o drückend
o Staugefühl
o dumpfes Gefühl
o reißend
o wandernd

o ziehend
o stechend
o bohrend
o klopfend (pulsierend)
o verspannt
o unklar

Mögliche Schmerzursachen

● *Zusammenziehende Kopfschmerzen*
Sie treten meist als Folge von Streß auf, der immer mit der Ausschüttung von Adrenalin (Hormon der Nebennieren) verbunden ist. Dadurch werden die Gefäße zusammengeschnürt, was bei empfindlichen Menschen Kopfschmerzen hervorruft.
Wo geht es weiter? Kopfschmerz durch Streß (⟶ Seite 33).

Von der Art der Schmerzen –

● *Drückende Kopfschmerzen*

Drückende Kopfschmerzen vermitteln den Eindruck, als platze einem der Kopf, sie sind begleitet von einem hochroten Kopf, entstanden durch den Blutandrang. Diese Schmerzen weisen hin auf zu hohen Blutdruck und eine geringe Elastizität der Blutgefäße, können aber auch durch Pilzbefall im Darm verursacht sein.

Wo geht es weiter? Dickdarm (⟶ Seite 40); Kreislauf (⟶ Seite 44); Pilzbefall (⟶ Seite 49).

● *Staugefühl*

Ein bei Kopfschmerzen auftretendes Staugefühl kann durch einen Stau der Lymphflüssigkeit verursacht sein. Typische Fälle sind die Kopfschmerzen nach überstandener Grippe, nach Erkältung oder Fieber.

Wo geht es weiter? Informieren Sie sich weiter unter Lymphstau (⟶ Seite 50).

● *Dumpfes Gefühl*

Ein dumpfes oder flaues Gefühl im Kopf kann die Folge von niedrigem Blutdruck sein. Da sich bei zu niedrigem Blutdruck die Gefäße erweitern, wird die Durchblutung und damit die Sauerstoffversorgung des Gehirns schlechter. Dies bewirkt nicht nur das flaue Gefühl, sondern führt gelegentlich sogar zu Ohnmacht oder Kollaps. Ein ähnliches Gefühl tritt auf, wenn sich als Folge einer Allergie und der dadurch bedingten Ausschüttung von Histamin die Gefäße erweitern und es dadurch zu niedrigem Blutdruck (Hypotonie) kommt.

Wo geht es weiter? Informieren Sie sich weiter über Kreislauf (⟶ Seite 44); Allergien ⟶ Seite 26).

– zur Schmerzursache

● *Reißender Kopfschmerz*

Meist wird es sich in diesem Fall um eine virale Erkrankung, zum Beispiel Grippe, handeln, die Sie an den üblichen Symptomen wie Fieber und einem schweren Kopf erkennen können. In weit selteneren Fällen könnte aber auch eine von Tieren übertragene Krankheit vorliegen, beispielsweise Toxoplasmose, Listeniose oder Pferdemauke.

**Von der
Art der
Schmerzen –**

Wo geht es weiter? Sollten Sie eine Grippe (→ Infektions-krankheiten, Seite 47) ausschließen können, empfiehlt sich unbedingt eine Blutuntersuchung beim Arzt. Nur sie kann Ihnen und dem Arzt bei der weiteren Klärung der Ursache helfen.

● *Wandernde Kopfschmerzen*
Hier wandert der Schmerz von Ort zu Ort und kann deshalb langfristig nicht eindeutig geortet werden. Die Ursache kön-nen Grippe- oder Coxsackie-Viren sein, die sowohl leichte Erkrankungen (beispielsweise Erkältungen) als auch schwere (wie Gehirnhautentzündungen mit Lähmungserscheinungen) hervorrufen können.
Wo geht es weiter? Virale Erkrankungen (→ Seite 48).

● *Ziehende Kopfschmerzen*
Sie sind typisch für einen Befall mit Herpes-Viren, wobei im Kopfbereich hauptsächlich Herpes zoster (Gürtelrose) vor-kommt. Die Viren zeigen eine ungewöhnliche Vorliebe für das Nervensystem und verbreiten sich meist entlang eines Nervs. Diese schmerzhafte Erkrankung kann mit der Ausbil-dung von Bläschen verbunden sein oder aber unter der Haut verlaufen. Über längere Zeit beobachtet, verlagert sich der Schmerz langsam in eine Richtung. Auch nach Abklingen des Herpes können die Kopfschmerzen andauern.
Wo geht es weiter? Virale Erkrankungen (→ Seite 48); Neuralgien (→ Seite 32).

● *Stechende Kopfschmerzen*
Stechende Kopfschmerzen deuten darauf hin, daß der zuge-hörige Meridian zuviel Energie besitzt, also ein Energiestau vorliegt. Handelt es sich nicht um Beschwerden nach Sex, so kann die Situation nur von einem Therapeuten richtig einge-schätzt und behandelt werden.
Wo geht es weiter? Bei Beschwerden nach Sex: Liebe und Kopfschmerz (→ Seite 35). Ansonsten suchen Sie einen in Neuraltherapie und Akupunktur erfahrenen Therapeuten auf (→ Adressen, die weiterhelfen, Seite 103).

**– zur Schmerz-
ursache**

**Von der
Art der
Schmerzen –**

● *Bohrende Kopfschmerzen*
Derartige Kopfschmerzen treten meist nach Verletzungen auf, zum Beispiel bei Gehirnerschütterung nach einem Sportunfall oder Sturz.
Wo geht es weiter? Suchen Sie nach jedem Unfall einen Arzt auf. Eine zusätzliche homöopathische Selbstbehandlung ist möglich (⟶ Kopfschmerzen nach Verletzungen, Seite 80).

● *Klopfende (pulsierende) Kopfschmerzen*
Bei Wetterfühligkeit, meist durch Luftdruckveränderungen hervorgerufen, tritt dieser Kopfschmerz auf. Er ist an seinen rhythmischen Unterbrechungen eindeutig zu erkennen und tritt manchmal auch auf, wenn Sex unter angespannten Bedingungen stattfindet.
Wo geht es weiter? Wetterfühligkeit (⟶ Seite 55); Liebe und Kopfschmerzen (⟶ Seite 35).

● *Kopfschmerzen durch Verspannung*
Zu diesen psychisch bedingten Kopfschmerzen neigen vor allem Menschen, die im Übermaß geistig arbeiten. Durch eine langandauernde Anstrengung, vor allem, wenn sie mit unbequemer Körperhaltung verbunden ist, verspannen sich die Muskeln im oberen Rückenbereich derart, daß Muskelverdickungen (Myogelosen) entstehen, die auf Kopfnerven drücken. Ähnlich verhält es sich bei großer Nervosität.
Wo geht es weiter? Psychische und nervöse Störungen (⟶ Seite 33).

● *Unklare Kopfschmerzen*
Solche Kopfschmerzen sind schwer einzuordnen. Der in diesem Sonderfall wahrscheinlichste (weil häufigste) Auslöser ist eine Darmstörung, die Sie am begleitenden Auftreten von Verstopfung oder Durchfall erkennen. Sie kann beispielsweise durch eine Fehlbesiedelung des Darms mit körperfremden Bakterien (Dysbiose) hervorgerufen sein.
Wo geht es weiter? Bei Darmstörungen: Dickdarm (⟶ Seite 44); bei Unklarheit: Suchen Sie bitte einen Arzt oder Therapeuten auf und lassen Sie die Ursache eindeutig klären!

– zur Schmerzursache

Nicht weitergekommen?

Falls Sie selbst bei bestem Willen nicht gleich auf eine einzige Möglichkeit gestoßen sind und sich nicht zwischen zwei oder vielleicht auch mehreren entscheiden können, sollten Sie sich noch nicht beunruhigen. Die Selbstbeobachtung kann nur einen Teil der in Frage kommenden Ursachen abdecken. Die bisher gewonnenen Informationen dienen nur als Hinweis und bedürfen im folgenden einer genauen Überprüfung.

Gewonnene Informationen überprüfen

Ursachen und Therapie-Empfehlungen

In diesem Kapitel stelle ich Ihnen die einzelnen Krankheitsursachen vor, die sich hinter Kopfschmerzen verbergen können. Bevor Sie alles durchlesen, sollten Sie sich anhand von Selbstbeobachtung darüber informiert haben, was Ort, Zeitpunkt und Art Ihrer Kopfschmerzen bereits über die Ursachen aussagen (→ Erste Hinweise durch Selbstbeobachtung, Seite 10). Sie können so gezielt die gewonnenen Anhaltspunkte auf ihr Zutreffen überprüfen und sich über die Zusammenhänge informieren. Erkennen Sie Ihren Krankheitszustand in einer der folgenden Beschreibungen wieder, so folgen Sie bitte den darin beschriebenen Empfehlungen.

Wichtig! Achten Sie vor allem auf die Hinweise, wann eine Krankheitsursache einer weiteren ärztlichen Klärung oder gar einer Therapie unter Aufsicht eines Arztes bedarf. Nur wenn alle Risiken ausgeschlossen sind, sollten Sie Ihre Kopfschmerzen nach den Empfehlungen dieses Buches selbst behandeln.

Wie entsteht der Schmerz im Kopf?

Unser Kopf besteht im wesentlichen aus einer festen, allseitig geschlossenen knöchernen Kapsel, in deren Innerem sich Gehirn, Blutgefäße, die Hirnhäute sowie heran- und wegführende Nerven befinden. Kopfschmerzen haben ihre Ursache überwiegend in der Tatsache, daß Änderungen des Flüssigkeitsdrucks in der Schädelkapsel (Erhöhung oder Senkung, zum Beispiel durch Störungen im Flüssigkeitsaustausch) als Druckgefühl oder als Schmerz empfunden werden. **Druck-Änderung**

Allerdings sind nur bestimmte Strukturen des Schädelinneren schmerzempfindlich. Dazu gehören Teile der Hirnhaut, die Schlagadern an der Hirnbasis, die großen Blutgefäße der Hirnhaut und die sensiblen Hirnnerven. Das Hirngewebe selbst, die weichen Hirnhäute und die kleinen Blutgefäße besitzen keine Schmerzempfindung. Werden die empfindlichen Organe durch Zug, Druck, Verschiebung, Dehnung, Entzündung oder Verletzung gereizt, treten Kopfschmerzen auf. **Entzündung, Verletzung**

Daneben sind natürlich auch die Nerven, Blutgefäße und Muskeln außerhalb der Schädelkapsel, also beispielsweise der Kopfhaut, schmerzempfindlich und können dort für Schmerzempfindungen verantwortlich sein.

Nach dem Erklärungsmodell der Akupunkturlehre ist die Blockade oder die Überfüllung eines Meridians oder mehrerer Meridiane für das Auslösen von Kopfschmerzen verantwortlich. Diese Störungen im Energiefluß werden von erkrankten oder geschwächten Organen im Körperinneren hervorgerufen. Der Kopfschmerz hat aus dieser Sicht die Aufgabe, die Erkrankung zum Kopf zu melden und über die Schmerzen eine Schonung des Körpers zu erzwingen.

Störung im Energiefluß

Die Rolle von Erbbelastungen

In manchen Fällen lassen sich häufig wiederkehrende Kopfschmerzen auf eine erbliche Veranlagung zurückführen. Das heißt nicht unbedingt, daß es sich um eine Erbkrankheit handelt, denn es können beispielsweise über die mütterliche Eizelle Schadstoffe weitergegeben werden, die sich später im Leben des Kindes nachteilig auswirken. Derartige erbliche Belastungen weist wahrscheinlich jeder Mensch auf, doch nur bei manchen wirken sie sich deutlich spürbar aus. Betrifft die erbliche Belastung zum Beispiel die Gefäße, äußert sich dies in einem Mangel an Elastizität, in Bildung von Krampfadern, Neigung zu Thrombose oder hohem Blutdruck. Diese Beschwerden können dann zu Kopfschmerzen führen, weil sich Blut im Kopf staut. Auf diese Weise kann ein Erbfaktor also indirekt bis zur Migräne führen.

Schadstoff- belastung

● *Therapie-Empfehlung:* Für eine grundlegende Behandlung ist in solchen Fällen eine Nosoden-Therapie geeignet, die jedoch von einem Therapeuten durchgeführt werden muß. Mit ihr können Erbbelastungen ausgeleitet und damit die Grundlagen für Migräne beseitigt werden (→ Adressen, die weiterhelfen, Seite 103)

Stoffwechselerkrankungen

Unaufhörlich ist unser Körper mit biochemischen Prozessen beschäftigt. Gleichgültig, was wir gerade tun, ständig werden Stoffe aus der Nahrung verwertet und zur Energiegewinnung genutzt, Körperzellen auf- und wieder abgebaut oder Abfallstoffe entgiftet und ausgeschieden. Alle diese Vorgänge nennen wir in ihrer Gesamtheit »Stoffwechsel«.

Normalerweise arbeiten alle Stoffwechselprozesse sinnvoll zusammen – sie befinden sich in einem fließenden Gleichgewicht. Doch genauso, wie wir die Umwelt langsam mit Hilfe chemischer Produkte vernichten, zerstören wir mit falscher Ernährung, mit Tabletten oder durch Hormonzufuhr das Gleichgewicht biochemischer Reaktionen im Stoffwechsel. Die Antwort unseres Körpers darauf sind zahlreiche Erkrankungen, die sich nicht nur in körperlichen Störungen äußern, sondern auch im psychischen Bereich.

Äußere Einflüsse machen krank

Allergien

Allergien – gleichgültig, ob es sich um Heuschnupfen, Lebensmittel- oder Tierallergien handelt – muß man als eine Störung im Stoffwechselgeschehen ansehen. Der konkrete Auslöser, zum Beispiel Pollen oder Tierhaare, ist dabei gar nicht entscheidend. Die Stoffwechselstörung bedingt zunächst nur, daß eine Bereitschaft zur Allergie vorhanden ist. Nur Menschen, die diese Bereitschaft aufweisen, werden überhaupt allergisch.

Stoffwechsel-Störung

Hat sich eine Allergie ausgebildet, so ist jede allergische Reaktion mit der Freisetzung des Gewebshormons (Botenstoff) Histamin verbunden.

Histamin wird von bestimmten Zellen der Haut, der Muskulatur und der Lunge gebildet. Seine Aufgabe ist es, im Falle von Gewebszerstörungen (zum Beispiel bei Verletzung oder Infektion) dafür zu sorgen, daß die weißen Blutkörperchen (Immunzellen) den Ort der Zerstörung schnell erreichen, um zerstörte Zellen und Erreger zu beseitigen. Zu diesem Zweck erweitert Histamin unter anderem die Wände der dünnsten Blutgefäße (Kapillaren) und macht sie für die Abwehrzellen durchlässiger.

Wegen der durch die Histaminwirkung lokal stark vermehrten Durchblutung kommt es zur Rötung der Haut. Gleichzeitig aber erschlaffen im Kopfbereich die Gefäße, der Blutdruck sinkt und setzt die Sauerstoffversorgung im Gehirn herab. Auf diese Weise kann eine Allergie die Ursache für Kopfschmerzen sein.

Allergie und Kopfschmerz

Bei einer besonderen Form der Nahrungsmittelallergie treten Kopfschmerzen sofort nach dem Genuß bestimmter Speisen auf. Ein bekanntes Beispiel sind Kakao und kakaohaltige Schokoladen, die den Stoff Thyramin (ein biologisch wirksames Amin) enthalten, der von manchen Menschen nicht vertragen wird.

Sollten Sie bei sich eine ähnliche Beobachtung machen, zeugt auch das von einem instabilen Stoffwechsel, wie er bei allen Allergien vorliegt.

Ursache der Bereitschaft beseitigen

Aus naturheilkundlicher Sicht wird weniger auf die Allergieauslöser als auf die Ursache der Allergiebereitschaft geachtet. Kann sie beseitigt werden, folgt generell wieder eine bessere Verträglichkeit, seien es Pollen, Tierhaare oder verschiedene Nahrungsmittel.

● *Therapie-Empfehlung:* Da Allergien eine Stoffwechselstörung zugrunde liegt, kann die Behandlung nur von einem Therapeuten ausgeführt werden. Möglichkeiten zur Behandlung bieten die Homöopathie und vor allem die biochemisch-homöopathische Stoffwechsel-Regulation (→ Adressen, die weiterhelfen, Seite 103). Auch eine naturheilkundliche Allergiebehandlung wird jedoch anfangs mit sich bringen, daß man Allergene meiden und eine leichte Diät einhalten muß.

Frauenbeschwerden

Hormone sind körpereigene Botenstoffe, die von inneren Drüsen (endokrine Drüsen) produziert werden, über die Blutbahn zu den Organen gelangen und dort auf die Zellen steuernd einwirken. Das Hormonsystem dient ähnlich wie das Nervensystem der Nachrichtenübermittlung. Während die Nerven jedoch für schnelle Übermittlung zuständig sind, ist die steuernde Wirkung der Hormone langsamer, aber länger andauernd. Hormone steuern beispielsweise Blutzucker, Streß, Wachstum und Sexualität.

Hormone steuern die Zellfunktion

Wichtig:
das Hormon-
Gleichgewicht

Kopfschmerzen durch Hormonstörungen treten wohl nur bei Frauen auf und sind vom Gleichgewicht zwischen Östrogenen (weibliche Geschlechtshormone) und dem Progesteron (Gelbkörperhormon) abhängig. Normalerweise steigt während des Zyklus vom Eisprung an oder mit Eintritt der Schwangerschaft der Progesteronspiegel im Blut an. Wird dieses Hormon jedoch nicht in ausreichender Menge produziert, kann dies einen Migräneanfall auslösen.

● *Therapie-Empfehlung:* Lassen Sie sich im Falle einer Schwangerschaft immer vom Therapeuten beraten. In anderen Fällen ist eine homöopathische Selbstbehandlung möglich (→ Regelstörung, Seite 78; Klimakterium, Seite 78).

Blutzuckerschwankungen

Alle Zellen unseres Körpers brauchen für ihre Arbeit neben Sauerstoff auch energiereiche Nährstoffe, die ihnen mit dem Blutstrom in Form von Glukose (Traubenzucker) zugeführt wird. Je nach dem, ob man gerade gegessen hat oder hungrig ist, steigt oder sinkt der Zuckergehalt im Blut (Blutzuckerspiegel). Selbst leichte Schwankungen des Blutzuckerspiegels können sich bei manchen Menschen schon unangenehm bemerkbar machen: Sie rufen Kopfschmerzen und Zittern hervor.

Normale
Schwankung

Die Schwankungen, und damit verbunden die Kopfschmerzen, treten verständlicherweise besonders leicht bei Zuckerkrankheit (Diabetes) auf. Ihre eigentliche Ursache ist aber eine Mangelfunktion der Bauchspeicheldrüse (Pankreas). Obwohl diese Drüse hauptsächlich für die Verdauung von Eiweiß zuständig ist, kontrolliert sie auch den Zuckerhaushalt im Körper, um Unter- oder Überzucker zu vermeiden. Auch wenn Sie nicht zuckerkrank sind, aber lange nichts gegessen und körperlich schwer gearbeitet haben, können Sie mit den Symptomen Zittern und Kopfschmerzen in »Unterzucker« (erniedrigter Blutzucker) kommen. Ähnlich liegen die Verhältnisse bei längerem Hungern (Fasten).

Krankhafte
Schwankung

● *Therapie-Empfehlung:* Wenn Ihre Kopfschmerzen darauf beruhen, daß Sie nach großer Anstrengung und wenig Essen Unterzucker aufweisen, kann dies durch die Einnahme von Zucker oder einem Stück Brot leicht behoben werden. Die im

Brot enthaltene Stärke wandelt sich bei der Verdauung in Zucker um. Schnelle Hilfe bietet die Einnahme von etwas Traubenzucker.

Für eine Behandlung der Zuckerkrankheit muß ein Arzt aufgesucht werden, der den Zuckerspiegel mit Hilfe von Insulin individuell einstellen wird. Zusätzlich können Sie eine homöopathische Begleittherapie durchführen (→ Blutzuckerschwankungen, Seite 73).

Bei Diabetes: zum Arzt!

Impfschäden

Nicht selten lassen sich nach bestimmten Impfungen Nebenerscheinungen feststellen. Sie treten nicht bei jedem Menschen, nicht in jedem Alter und sehr häufig nicht sofort auf. Deshalb ist es besonders schwierig, den Zusammenhang mit einer Impfung überhaupt zu erkennen. Für den Laien ist eine ursächliche Verknüpfung meist nur dann feststellbar, wenn die Beschwerden unmittelbar nach der Impfung auftreten. Typische Beschwerden sind in diesem Fall Kopfschmerzen, Erbrechen oder Fieber. Vor allem nach Masern- und Zeckenschutzimpfungen, die ja einer Gehirnhautentzündung vorbeugen sollen, wird das Auftreten von Kopfschmerzen beobachtet.

Nur vom Arzt zu erkennen –

Ganz allgemein sollte man mit Impfungen sehr vorsichtig sein. Werden sie nämlich zu einem Zeitpunkt durchgeführt, zu dem der Körper, zum Beispiel wegen einer Stoffwechselstörung, belastet oder geschwächt ist, kann es leicht zu einem dauerhaften Impfschaden kommen. Manche Arten chronischer Kopfschmerzen und Migräne kann man auf diese Situation zurückführen.

● *Therapie-Empfehlung:* Falls die Kopfschmerzen innerhalb von drei Wochen nach einer Impfung aufgetreten sind, kann die Ursache der Beschwerden von einem Therapeuten, der mit der Nosoden-Therapie oder der biochemisch-homöopathischen Stoffwechsel-Regulation vertraut ist, erkannt und behandelt werden (→ Adressen, die weiterhelfen, Seite 103).

– und zu behandeln

Störungen im Mineralstoffhaushalt

Aufgaben
der Mineral-
stoffe

Als Mineralstoffe bezeichnet man alle die in der Nahrung enthaltenen Stoffe, die nicht von Lebewesen selbst produziert wurden, sondern mineralischen Ursprungs sind. Für den Menschen sind sie sehr bedeutsam, da sie fast überall im Stoffwechsel benötigt werden. Wichtige Aufgaben erfüllen sie unter anderem bei der Funktion unserer Nervenzellen und der Einhaltung des richtigen Säurewerts (pH-Wert) im Körper. Alle Mineralstoffe befinden sich in unserem Körper in einem Gleichgewicht, das sie zum Teil gegenseitig steuern. Auf diese Weise kann die übermäßige Zufuhr eines Mineralstoffs andere vom Ort ihres Bedarfs verdrängen und so ein Ungleichgewicht – eine Störung – bewirken.

Wichtig: das
Gleichgewich

Wird zum Beispiel zuviel Natrium in Form von Kochsalz und als Bestandteil von Konservierungsmitteln oder Medikamenten aufgenommen, werden die Mineralstoffe Calcium und Kalium verdrängt, was zu einer Übersäuerung des Körpers führt. Als Folge davon treten zum Beispiel Nahrungsmittelallergien und, damit verbunden, Kopfschmerzen auf.

Auch der Mineralstoff Magnesium spielt bei der Entstehung von Kopfschmerzen und Migräne eine wichtige Rolle. Ein Mangel an Magnesium kann Verkrampfungen der Muskulatur hervorrufen, wie sie zusammen mit bestimmten Kopfschmerzen auftreten.

● *Therapie-Empfehlung:* Stellen Sie zuerst fest, ob bei Ihnen eine Übersäuerung vorliegt (→ Nie wieder sauer, Seite 63). Ist das der Fall, können Sie diese Ursache von Kopfschmerzen durch die dort empfohlene pH-Wert-Regulierung selbst beseitigen. Diese Therapie ist Ihnen auch nützlich, wenn Sie mit Allergie-Problemen zu kämpfen haben.

Übersäuerung des Körpers

Wie kommt
es dazu?

Unser Körper ist darauf angewiesen, daß ständig Nachschub von außen in Form von Nährstoffen zugeführt wird. Unter den drei wichtigen Grundnährstoffen Kohlenhydrat, Fett und Eiweiß spielt das Eiweiß eine besondere Rolle. Eiweiße bestehen, chemisch gesehen, aus langen Ketten von miteinander verknüpften Aminosäuren. Manche Aminosäuren kann der Körper selbst herstellen, andere aber nicht. Die letzteren nennt man deshalb die essentiellen (wesentlichen) Aminosäuren. Wir müssen sie in Form geeigneter Eiweiße mit der Nahrung aufnehmen. Während der Verdauung sorgen Spaltstoffe (Enzyme) der Bauchspeicheldrüse (Pankreas) dafür, daß die Eiweiße in ihre Aminosäure-Bestandteile aufgespalten werden. Die auf diese Weise freigesetzten Aminosäuren gelangen dann durch die Dünndarmwandung ins Blut.

»Chemiewerk« Stoffwechsel

Der geschilderte Vorgang wird durch mehrere Faktoren gesteuert. Einer dieser Faktoren ist der Säuregrad (pH-Wert) des Darmmilieus, da jedes Enzym zu seiner Arbeit und jede Aminosäure für ihre Entstehung einen ganz bestimmten Säurewert in der Umgebung benötigt. Den jeweils idealen (optimalen) Säuregrad nennt man auch das pH-Optimum. Weicht der pH-Wert im Darm vom idealen Zustand ab, kommt es entweder zu einer Verschiebung in Richtung sauer (Acidose) oder in Richtung alkalisch (Alkalose).

Folgen der Übersäuerung

Durch eine Veränderung des pH-Wertes ergibt sich eine fatale Auswirkung auf die Verarbeitung der Nahrungseiweiße: Einige Enzyme finden ihre optimalen Bedingungen nicht mehr vor und verweigern sozusagen die Arbeit. Infolgedessen können manche essentiellen Aminosäuren gar nicht erst aus dem Nahrungseiweiß freigesetzt werden und fehlen dem Körper beim Aufbau seiner eigenen Eiweißstoffe.

Zu den vom Körper selbst hergestellten Eiweißstoffen gehören auch die Neurotransmitter, die als chemische Nachrichtenüberträger zwischen den Nervenzellen dienen. Wenn bestimmte essentielle Aminosäuren fehlen, werden diese Eiweiße vermutlich falsch aufgebaut: Kopfschmerzen können die Folge sein. So wurde beispielsweise beobachtet, daß bei Migräne die Aminosäure Serotonin stark verringert ist. Vermutlich ist das Fehlen bestimmter Aminosäuren auch für Depressionen und sogar Psychosen verantwortlich.

● *Therapie-Empfehlung:* Stellen Sie zuerst Ihren pH-Wert im Speichel fest (→ Nie wieder sauer, Seite 63). Messen Sie einen Wert kleiner als 7, so müssen Sie eine Regulation durchführen. Als begleitende Maßnahmen können Sie Ihre Lebensweise ordnen (→ Seite 86), eine leichte Diät einhalten (→ Seite 88) und Blockaden der Chakren beseitigen (→ Seite 90).

pH-Wert feststellen

Neuralgien

Unter Neuralgien versteht man ganz allgemein Schmerzen, die durch Reizung eines bestimmten Nervenstrangs hervorgerufen werden. Eine besonders unangenehme Neuralgie ist die Trigeminus-Neuralgie. Der Trigeminus-Nerv zieht sich durch das ganze Gesicht (→ Grafik), ist er überreizt, bekommen Sie Kopfschmerzen.

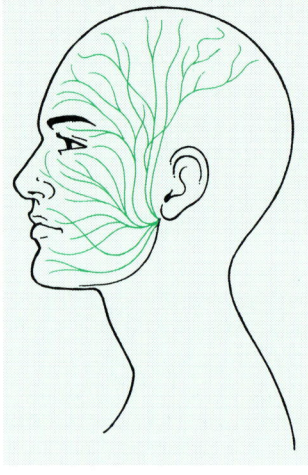

Trigeminusnerv mit seinen Nervenfasern

Häufige Ursachen einer Neuralgie sind kalter Luftzug, Erkältung, aber auch ein Befall durch Viren (→ Seite 48). Bei besonders heftigem Verlauf kann es zu Krämpfen der Augen kommen, die mit starken Schmerzen verbunden sind (Blepharus-Spasmus).

● *Therapie-Empfehlung:* Schließen Sie gefährliche Erkrankungen, zum Beispiel durch Coxsackie-Viren, durch eine Untersuchung bei einem Therapeuten aus. Er kann mit Neuraltherapie und Homöopathie helfen. Selbst können Sie sich mit Bachblüten (→ Seite 81) und Yoga (→ Seite 68) helfen.

Psychische und nervöse Störungen

Eine grundsätzliche Abtrennung der seelischen und nervösen Störungen von den körperlichen Symptomen ist nicht möglich, weil auch alle psychischen Vorgänge vom Stoffwechsel abhängig sind. Umgekehrt wirkt sich ein schlechter psychischer Zustand negativ auf den ganzen Stoffwechsel aus. Da diese Prozesse jedoch im Labor schwer nachweisbar sind, werden derartige Beschwerden oft als Einbildung bezeichnet. Tatsächlich leiden aber gerade Menschen mit seelischen Störungen häufig unter besonders starken Beschwerden – auch unter Migräne und Kopfschmerzen.

Wechsel-wirkung

Kopfschmerz durch Streß
Obwohl das Wort vielbeansprucht und Streß für fast alles verantwortlich gemacht wird, ist es in unserem Fall zutreffend. Körperliche und seelische Überbelastungen verwandeln die normalerweise als angenehm empfundenen Umwelteindrücke (Eustreß) in den unangenehmen und krankmachenden Distreß. Dabei wird im Nervensystem der Alarmzustand eingeschaltet: Von den Nebennieren kommendes Adrenalin (das »Streßhormon«) blockiert die Denkvorgänge im Gehirn und verengt die Gefäße.

Überlastung macht krank

Eben diese Gefäßverengung wird dem modernen Menschen zum Verhängnis. Da er die derart erhöhte Durchblutung nicht durch Bewegung abreagieren kann, führt sie zu einem starken Blutandrang im Gehirn und damit zu Kopfschmerzen.
Der Streß-Kopfschmerz ist der »Kopfschmerz der Zukunft«. Immer mehr Menschen in unserem Kulturkreis sind davon betroffen. Er macht selbst vor Kindern nicht halt. Nach der für sie oft stundenlangen Strapaze durch schulischen Leistungsstreß überkommt sie zuhause statt der verdienten Entspannung der sogenannte Schul-Kopfschmerz, der sie auch während der Hausaufgaben begleitet. Die unter diesen Arbeitsbedingungen erzielbaren Leistungen sind dann wiederum die Ursache für den Streß und die Kopfschmerzen des nächsten Tages. Ähnlich ergeht es auch Menschen, die über die ganze Woche hinweg angestrengt geistig arbeiten. Kaum eilen sie in das wohlverdiente Wochenende, überfällt sie eine fürch-

Immer mehr Menschen leiden daran

Wochenend-Migräne

terliche Wochenend-Migräne. Nicht einmal das Liebesleben bleibt davon verschont (→ Liebe und Kopfschmerzen, Seite 35).

● *Therapie-Empfehlung:* Entspannen Sie sich mit Hilfe von Meditation (→ Seite 69), Yogaübungen (→ Seite 68), ätherischen Ölen (→ Aromatherapie, Seite 93) und Öffnen der Chakren (→ Seite 92). Eine Selbstbehandlung ist mit homöopathischen Mitteln (→ Entspannungskopfschmerz, Seite 74) oder mit Bachblüten (→ bei Streß und Überforderung, Seite 83) möglich.

Hysterie

Einen hysterischen Zustand erlebt fast jeder Mensch einmal. Nehmen widrige Lebensumstände überhand, kann man sich so aufregen, daß man innerlich zittert und schließlich zu schreien anfängt. Verlagert sich diese Hysterie nach innen, verspannt sich der ganze Körper und kann Migräne auslösen.

● *Therapie-Empfehlung:* Homöopathische Selbstbehandlung (→ Hysterische Anfälle, Seite 76); bei Schock: Bachblüten (→ Schock, Seite 83).

Hineinsteigern in etwas

Typisch für das Hineinsteigern ist folgende Situation: Ihre Gedanken kreisen unaufhörlich um dasselbe Problem, und dieses wächst ins Unermeßliche an. Gleichzeitig verkrampft sich Ihr Körper und neigt zu Kopfschmerzen. Kummer, Schreck oder Furcht können die Auslöser sein.

Verkrampfun

● *Therapie-Empfehlung:* Ordnen der Lebensweise (→ Seite 86), Meditation (→ Seite 69), Aroma- und Farbtherapie (→ Seite 93 bis 96) können hier wirkungsvoll helfen.

Depression

Der Arzt stellt die Diagnose

Depression ist eine ernsthafte Stoffwechselstörung, die mit dumpfen Kopfschmerzen verbunden sein kann und einer umfangreichen Behandlung bedarf. Gute therapeutische Erfolge gibt es nach meiner Erfahrung bei einer Regulation des Stoffwechsels.

● *Therapie-Empfehlung:*Biochemisch-homöopathische Stoffwechsel-Regulation durch einen Therapeuten (→ Adressen, die weiterhelfen; Seite 103). Mit einer pH-Wert-Regulierung (→ Nie wieder sauer, Seite 63) und Bachblüten (→ Seite 81) können Sie sich selbst zusätzlich behandeln.

Liebe und Kopfschmerzen

Sexualität ist nur als Ausdruck der Harmonie zwischen natürlichen Kräften (irdische und kosmische) beglückend. Sie kann nur dort entstehen, wo die Energie des Yin (weibliches Prinzip, Erde) und des Yang (männliches Prinzip, Kosmos) im Gleichgewicht sind. Ist die Sexualität mit Liebe und Harmonie verbunden, und ergänzen sich die Energien der Partner, so werden beim Höhepunkt alle Energiebahnen des Körpers (Meridiane und Chakren) geöffnet und die Energien können ungehindert fließen.

Harmonie natürlicher Kräfte

Doch Liebe geben und nehmen kann nicht jeder. Häufig stehen Erziehung oder negative Erfahrungen, die sich als Blockaden manifestiert haben, im Wege. Die Blockaden können psychischer Natur (→ Reversblockaden, Seite 58) oder körperbezogen (Chakren- und Meridianblockaden) sein. Ist beispielsweise das vierte Chakra (Herzchakra) blockiert, kann man seine Liebe nicht zum Ausdruck bringen. Das sind dann zum Beispiel Eltern, die ihren Kindern ihre Liebe nicht zeigen können. In der partnerschaftlichen Liebe ist das zweite Chakra wegen seiner Rolle bei der Sexualität entscheidend.

Negative Erfahrungen blockieren

Blockaden der Meridiane

In unserer Gesellschaft wird »Sex« oft ähnlich be- und gehandelt wie ein Konsumartikel – ein neues Kleid, ein neues Auto, ein neues sexuelles Erlebnis, gleichgültig, ob man einen festen Partner, eine feste Partnerin hat oder nicht. Bei der auf diese Art praktizierten Sexualität wird nur das erste Chakra in Anspruch genommen; es ist für die Triebe zuständig. Bei einer flüchtigen sexuellen Begegnung, allzu oft mit wechselnden Partnern, fehlen Harmonie und Liebe; die Partner bleiben im ganzheitlichen Sinne unbefriedigt, Energien sind gestaut, die Chakren blockiert.

Wenn Harmonie fehlt

35

Austausch von Energie

In der Liebe gibt die Frau normalerweise Yang-Energie an den Mann ab und stärkt so die Männlichkeit ihres Partners. Ist das wegen einer Blockade nicht möglich, oder weil es der falsche Partner ist, kommt es zur Überfüllung der Yang-Meridiane der Frau. Meist sind es die längsten Yang-Meridiane (Gallenblasen- und Blasen-Meridian), die dann bei Energiestau zu unerträglichen Kopfschmerzen führen. Die Schmerzen können plötzlich und unmittelbar nach dem Sex auftreten, aber auch zu einem Dauerzustand werden, dessen Ursachen selten aufgeklärt werden.

Die Situation der Männer ist häufig nicht besser: Durch den Streß der Yang-betonten Leistungsgesellschaft sind sie blok- **Energiestau** kiert, ihr Energiefluß ist gestaut. Viele Männer können deshalb entweder die Yang-Energie von der Frau schlecht annehmen, so daß ihre Männlichkeit nicht gestärkt wird, oder sie können die aufgenommene Energie nicht über eine befreiende Sexualität (über den Blasen-Meridian) entladen. Häufiges Resultat auch dieser Situation: Kopfschmerzen.

● *Therapie-Empfehlung:* Beseitigen Sie die Blockaden mit Hilfe eines Therapeuten durch Akupunktur oder Neuraltherapie (→ Adressen, die weiterhelfen, Seite 103). Begleitende Selbsthilfe: Bachblüten (→ bei Blockaden, Seite 82).

Blockaden der Chakren

In einer harmonischen Beziehung kommt es bei der Liebe zu einer starken Entladung der männlichen Energien beim Mann und der zärtlichen, weiblichen Energien bei der Frau. Dis- **Disharmonie** harmonie einer Beziehung ist oft vom Alltag oder, häufig in Ehen, von Machtkämpfen, gegenseitiger Einschränkung und Eifersucht bestimmt. Dadurch kommt es zu Blockaden und zu einem Energiestau in den Chakren (Energiezentren), was zu ungeklärten Kopf- oder Rückenschmerzen führen kann.

● *Therapie-Empfehlung:* Öffnen der Chakren (→ Seite 90); Yoga (→ Seite 68); Aromatherapie (→ Seite 93); Bachblüten (→ bei Blockaden, Seite 82).

Anämie (Blutarmut)

Eine der wichtigsten Aufgaben unseres Blutes ist der Transport von Sauerstoff zu allen Zellen des Körpers. Nur mit Sauerstoff können die Zellen aus Nährstoffen die zum Leben nötige Energie gewinnen. Der Transport des Sauerstoffs wird von den roten Blutkörperchen übernommen. Sie besitzen einen eisenhaltigen Farbstoff, das Hämoglobin, das sowohl Sauerstoff als auch das »Abgas« Kohlenstoffdioxid an sich binden kann. Eisen ist dabei der wesentliche Stoff, der diese Gase festhält. Werden vom Körper zu wenig rote Blutkörperchen gebildet (Anämie), können durch Sauerstoffmangel im Gehirn Kopfschmerzen auftreten.

Führt zu Sauerstoffmangel

Eine Anämie kann viele Ursachen haben. Sie kann auftreten:
– Als Folge von Eisenmangel.
– Durch Mangel an Vitamin B12. Dieses Vitamin wird bei der Reifung der roten Blutkörperchen benötigt. Auch wenn ausreichend B12 mit der Nahrung zugeführt wird, kann seine Aufnahme in den Körper durch eine Störung der Magenfunktion behindert sein.

Ursachen

– Nach einer radioaktiven Bestrahlung, die in manchen Fällen das Knochenmark so schädigt, daß es nicht mehr ausreichend rote Blutkörperchen produzieren kann.
– Nach schweren, lange anhaltenden Blutungen, zum Beispiel nach größeren Verletzungen oder einer Entbindung. Der starke Blutverlust kann nicht schnell genug oder wegen einer der oben genannten Ursachen überhaupt nicht ersetzt werden.
● *Therapie-Empfehlung:* Lassen Sie bei Ihrem Hausarzt zur Klärung der Ursachen ein Blutbild erstellen. Eine homöopathische Selbstbehandlung ist nur bei leichter Anämie möglich (→ Blutmangel, Eisenmangel, Seite 73 und 74).

Wirbelsäulenprobleme

Wirbelsäulenprobleme, die Kopfschmerzen hervorrufen können, treten typischerweise nach Unfällen, bei Überbeanspruchung oder im Alter auf. Sind einzelne Wirbel beschädigt, beispielsweise durch Abnützung oder nach Verletzung, entlastet der Körper diese Stelle durch geeignete Muskelanspannungen. Dauert die »Schonhaltung« über längere Zeit an,

Fehlhaltung, Verspannung

führt dies zu Fehlhaltung und Verspannung. Verspannungen, vor allem der Nackenmuskulatur, entstehen aber auch durch schlechte Sitzhaltung, Streß und Muskelverhärtungen. Eine besondere Form von Muskelverhärtung sind Myogelosen, bei denen die Muskeln druckempfindliche Knoten bilden. Drücken diese Knoten gegen einen Nerv, der zum Kopf führt, können Kopfschmerzen entstehen.

● *Therapie-Empfehlung:* Massage durch einen Fachmann, homöopathische Selbstbehandlung (→ Krämpfe im Kopfbereich, Seite 76).

Organstörungen nach der Organuhr

Oftmals lassen sich Kopfschmerzen oder Migräne auf die Störung eines einzelnen Organs zurückführen. Leider ist die Situation aber nicht immer so einfach. Besonders dann, wenn Belastungen durch Giftstoffe vorliegen, ist je nach Fortschreiten der Erkrankung ein Organ nach dem anderen betroffen. Ich möchte Ihnen diese Zusammenhänge vorab schildern.

Die Schadenskette der Gifte

Unsere Nahrung gelangt über Mund, Speiseröhre und Magen zur endgültigen Verarbeitung in den Anfangsbereich des Dünndarms, den Zwölffingerdarm. Dort soll mit Hilfe von Verdauungsstoffen aus Leber, Galle und Bauchspeicheldrüse (Pankreas) die Trennung der verwertbaren von den auszuscheidenden Nahrungsbestandteilen vorgenommen werden. Unterbleibt diese Verarbeitung wegen der Störung eines dieser Organe oder verbleibt der Nahrungsbrei aus anderen

»Chemiewerk Stoffwechsel

Gründen, zum Beispiel wegen Verstopfung, zu lange im Darm, so können Giftstoffe aus der Nahrung durch die Darmwand in das Blut oder die Lymphflüssigkeit gelangen.

Die Giftstoffe überschwemmen den Körper, werden aber vor allem in die Leber transportiert, die für eine Entgiftung zuständig ist. Läßt durch die krankmachende Anhäufung von Giftstoffen die Leberfunktion allmählich nach, werden die Gifte zur Ausscheidung an die Nieren weitergeleitet. Dort kommt es zu zwei weiteren negativen Auswirkungen: einerseits zu einer toxischen Schädigung (Vergiftung) der Niere, andererseits zu einer Belastung der Blase, da die Giftstoffe nun dorthin weitergeschwemmt werden.

So scheidet der Körper Gifte aus

Wie Sie erkennen, können trotz nur einer Ursache viele Organe in Mitleidenschaft gezogen sein. Je nachdem, welches Organ gerade besonders belastet ist, wird ein anderes über seinen zugehörigen Meridian die Störung zum Kopf »melden«, indem es dort Kopfschmerzen verursacht. Deshalb dürfen Sie sich nicht wundern, wenn an verschiedenen Stellen immer wieder auf eine Behandlung des Darms hingewiesen wird, der in dieser »Schadenskette« das erste Glied bildet.

Fragen Sie Ihren Arzt

● *Therapie-Empfehlung:* Klärung der Situation durch einen Arzt/Therapeuten. In den meisten Fällen: Darmsanierung durch den Fachmann (→ Adressen, die weiterhelfen, Seite 103).

Leber

Die Leber ist das Entgiftungsorgan des Körpers, sie muß jede Belastung mit Giftstoffen aller Art bewältigen. Deshalb ist sie überwiegend bei solchen Kopfschmerzen relevant, die auf einer Vergiftung beruhen. Umweltgifte, Infektionen und Darmstörungen sind die häufigsten Gründe für eine Belastung. Lebererkrankungen sind immer ernst zu nehmen. Typische Beschwerden sind starke Ermüdung und Kopfschmerzen als Folge der Vergiftung.

Wichtigstes Entgiftungs-organ

● *Therapie-Empfehlung:* Ernsthafte Erkrankungen der Leber, zum Beispiel Hepatitis (Gelbsucht), müssen von einem Arzt behandelt werden. Jede Leberbehandlung sollte mit Vitamin B6 und Homöopathie vom Fachmann begleitet werden. Unterstützend können Sie die Leber mit homöopathischen

Mitteln (⟶ Leberbelastung, Seite 77) und Pflanzentees (⟶ Phytotherapie, Seite 100) entgiften.

Lunge

Sauerstoff für alle Körperzellen

Die Lunge ist als Atmungsorgan wichtig für den Austausch der Atemgase. Sie stellt den Luftsauerstoff für alle Zellen im Körper bereit. Ist ihre Funktion eingeschränkt, kann es als Folge von Sauerstoffmangel zu schlechter Durchblutung und damit zu Kopfschmerzen kommen.

● *Therapie-Empfehlung:* Alle Lungenkrankheiten, zum Beispiel Lungenentzündung oder Tuberkulose, müssen von einem Therapeuten behandelt werden. Zur Unterstützung der ärztlichen Therapie können Atemübungen wie mit Yoga (⟶ Seite 68) und das Ordnen der Lebensweise (⟶ Seite 68) hilfreich sein. Rauchen Sie nicht und betreiben Sie leichten Sport.

Dickdarm

Der Dickdarm ist für das Eindicken und den Weitertransport des Kots zuständig. Damit die rhythmische Eigenbewegung des Darms (Peristaltik) funktioniert, muß dort eine bestimmte Fülle durch Ballaststoffe vorhanden sein. Andernfalls bleibt der Darminhalt stehen, und giftige Abfallstoffe können durch die Darmwand und über die Darmlymphe in den Körper gelangen (⟶ Schadenskette durch Giftstoffe, Seite 38).

Bei starkem Durchfall verliert der Mensch besonders viel Flüssigkeit, der Körper entwässert stark, was schließlich auch zu Änderungen beim Flüssigkeitsdruck im Kopf führen kann. Wie beschrieben (⟶ Seite 24) werden solche Druckänderungen als Schmerz empfunden.

Schädigung führt zur Krankheit

Weiter ist im Dickdarm von gesunden Menschen eine große Anzahl von Bakterien angesiedelt, die für die Verdauung wichtig ist. Eine Schädigung dieser Darmflora, beispielsweise durch Abführmittel oder Antibiotika, kann zur Dysbiose (falsche Zusammensetzung der Darmbakterien) führen. Als Folge verändert sich der Säurewert des Darms und Pilze können sich ansiedeln. Diese produzieren einerseits Fuselalkohole, die die Leber belasten. Andererseits sind sie ein deutliches Warnzeichen, daß der Stoffwechsel auf gefährliche Weise entgleist ist.

● *Therapie-Empfehlung:* Eine gezielte Darmsanierung durch einen Therapeuten ist unumgänglich. Dabei sollten Sie darauf achten, daß sowohl eine Darmspülung (Colon-Therapie) wie auch eine anschließende Gabe von Darmbakterien (Symbioseregulierung) erfolgt. Sie selbst können begleitend auf die Übersäuerung Einfluß nehmen (→ Seite 63).

Behandlung durch den Arzt

Verstopfung: Lebensweise ordnen (→ Seite 86), Diät (→ Seite 88); homöopathische Selbstbehandlung (→ Verstopfung, Seite 80); Akupunktur durch einen Therapeuten.

Durchfall: Klären Sie in ernsten Fällen bei einem Arzt oder Therapeuten die Ursachen. In leichten Fällen: homöopathische Selbstbehandlung (→ Durchfall, Seite 73).

Pilze: Bei Befall mit Darmpilzen kann nur eine Darmsanierung durch den Therapeuten dauerhafte Abhilfe schaffen (→ Adressen, die weiterhelfen, Seite 103).

Magen

Magen-Meridian (Yang) und Milz/Pankreas-Meridian (Yin) sind ein Meridianpaar. Ist die Bauchspeicheldrüse (Pankreas) geschwächt, muß der Magen-Meridian Energie abgeben und erkrankt. Da dieser Meridian auch im Gesicht verläuft, kann er über eine Störung des Energieflusses Kopfschmerzen auslösen.

Bei Störung: Kopfschmerz

Haben Sie zuviel gegessen, wird ein großer Teil des Blutes in Magen und Darm festgehalten. Die Folge davon ist eine verringerte Durchblutung und damit ein Sauerstoffmangel im Kopf, was ebenfalls zu Kopfschmerzen führen kann.

Durch falsche Ernährung (unter vielem anderen: Alkohol und Süßigkeiten) kann es zu einer Übersäuerung des Magens mit Sodbrennen und Kopfschmerzen als Folge kommen.

● *Therapie-Empfehlung:* Lassen Sie vom Arzt oder Therapeuten auf eine Störung der Bauchspeicheldrüse prüfen. Bei Störung des Pankreas: Stoffwechsel-Regulation durch einen Therapeuten (→ Adressen, die weiterhelfen). In allen anderen Fällen können Sie sich selbst helfen. Prüfen Sie die Möglichkeiten mit Farbe (→ Seite 95), Diät (→ Seite 88), Ordnen der Lebensweise (→ Seite 86), Yoga (→ Seite 68),

Vom Arzt klären lassen

41

Meditation, Öffnen der Chakren (→ Seite 90) und homöopathischer Selbstbehandlung (→ Magenprobleme, Seite 77).

Milz und Pankreas

Stoffwechsel-störung: Allergie

Störungen dieses Meridians sind meist gleichzusetzen mit einer Störung des Stoffwechsels. Damit wird die Voraussetzung geschaffen, eine Allergie zu entwickeln. Vor allem Nahrungsmittelallergien sind häufig mit Kopfschmerzen verbunden. Doch können sich auch Impfschäden über eine Belastung der Milz und Kopfschmerzen bemerkbar machen.

● *Therapie-Empfehlung:* Bemühen Sie einen Therapeuten, der mit Akupunktur, Homöopathie oder am besten mit biochemisch-homöopathischer Stoffwechsel-Regulation vertraut ist (→ Adressen, die weiterhelfen, Seite 103). Sie selbst können mit pH-Wert-Regulierung (→ Nie mehr sauer, Seite 63), Öffnen der Chakren (→ Seite 90) und Diät (→ Seite 88) einen zusätzlichen Beitrag leisten.

Herz

Herzbeschwerden als Ursache von Kopfschmerzen müssen nicht notwendigerweise durch eine organische Störung ausgelöst werden. Meist sind es »nur« Herzneurosen (nervös bedingte Herzbeschwerden), die als als Folge einer durch Streß hervorgerufenen Adrenalinausschüttung auftreten.

Meist nervöse Beschwerden durch Streß

● *Therapie-Empfehlung:* Herzbeschwerden müssen immer zuerst vom Arzt abgeklärt werden. Erst wenn Sie sicher sind, daß keine organischen Störungen vorliegen, können Sie durch Ordnen Ihrer Lebensweise (→ Seite 86), Yoga (→ Seite 68), Meditation (→ Seite 69) und Öffnen der Chakren (→ Seite 90) selbst aktiv werden. Immer ist eine homöopathische Begleittherapie möglich (Herzbeschwerden, Seite 75).

Dünndarm

Teil des Abwehr-systems

Der Dünndarm ist für die Aufnahme von Nährstoffen ins Blut (Resorption) verantwortlich und beherbergt einen wesentlichen Teil des Immunsystems, das für die Abwehr von Krankheitserregern zuständig ist. Im Dünndarm spielen sich deshalb wichtige Stoffwechselvorgänge ab. Ist der Stoffwechsel gestört, kann eine Nahrungsmittelallergie mit den typischen Kopfschmerzen entstehen.

● *Therapie-Empfehlung:* Stoffwechsel-Regulation durch einen Fachmann (→ Adressen, die weiterhelfen, Seite 103).

Blase

Neben der Gallenblase hat die Blase den längsten Yang-Meridian des Körpers. Er verläuft vom Kopf bis zum Fuß über den ganzen Rücken. Störungen im Blasen-Meridian äußern sich fast immer in Kopfschmerzen. Im einfachsten Fall kann schon eine Unterkühlung des Unterleibs, die sich auf die Blase schlägt, dazu führen. Frauen sind davon wegen der kürzeren Harnwege häufiger betroffen als Männer. Ist die Blase durch wiederholte Unterkühlung oder durch Infektion geschwächt, kann es zu einer Entzündung kommen, in deren Verlauf auch Veränderungen am Gewebe und Blutungen auftreten. Wie bereits dargestellt (→ Schadenskette der Gifte, Seite 38), kann die Blase aber auch indirekt belastet sein.

Entzündung durch Unterkühlung

● *Therapie-Empfehlung:* Lassen Sie vom Arzt Ihren Urin untersuchen. Werden darin Bakterien oder weiße Blutkörperchen gefunden, liegt eine Infektion vor (→ Infektionen, Seite 47). Rote Blutkörperchen im Urin weisen auf eine Blutung hin, die auf jeden Fall vom Arzt behandelt werden muß, Eiweiß im Urin kann als Hinweis auf eine Störung der Niere gewertet werden (→ Niere, Seite 43). Bei Unterkühlung: ansteigend warme Sitzbäder. In allen Fällen ist eine homöopathische Zusatztherapie (→ Blasenprobleme, Seite 72) und die Verwendung von Blasentees (→ Phytotherapie, Seite 100) möglich.

Urin-Untersuchung beim Arzt

Niere

Die Arbeit der Niere (Filtrieren des Blutes) hängt direkt vom Blutdruck ab. Ist der Blutdruck zu hoch, erhöht sich auch der Druck auf die Nierenkapseln, und es kann zu einer Schädigung kommen. Ist der Blutdruck zu niedrig, wird wenig filtriert und Wasseransammlungen treten im Gewebe auf. Als Folge einer nicht ausreichenden Filtration kann eine Anhäufung von Giften auftreten, die wiederum zu Kopfschmerzen führen (→ Blutdruck, hoch oder niedrig, Seite 73).

Der Blutdruck beeinflußt die Funktion

Zum Arzt!

● *Therapie-Empfehlung:* Nierenerkrankungen müssen immer vom Arzt behandelt werden. Als begleitende Maßnahmen empfehlen sich Phytotherapie (→ Seite 100) und homöopathische Selbstbehandlung (→ Nierenprobleme, Seite 78).

Kreislauf

Unser Kreislaufsystem umfaßt das Herz mit allen zu- und abführenden Blutgefäßen sowie das darin enthaltene Blut. Dem ständigen Kreisen des Blutes verdankt dieses System seinen Namen. Um sich besonderen Anforderungen anpassen zu können, kann die Leistung des Kreislaufs erhöht (bei Anstrengung) oder vermindert (bei Ruhe) werden. Dies wird einerseits durch Veränderung des Herzschlags, andererseits durch Erweitern oder Verengen der Blutgefäße erreicht. So kommt es zu normalen Blutdruckschwankungen. Paßt der momentane Blutdruck nicht zur körperlichen Beanspruchung, kann es durch Über- oder Unterdruck im Kopfbereich zu unangenehmen Kopfschmerzen kommen.

Blutdruck- Schwankung ist normal

Zu hoher Blutdruck: Kopfschmerz

Bluthochdruck (Hypertonie) ist eine typische Erkrankung der Industrieländer. Meist sind Streß, Sklerosen (erblich bedingte Verhärtung der Blutgefäße) oder verengte Gefäße (durch Nikotinmißbrauch oder Krämpfe) der Grund dafür. Ist der Blutdruck zu hoch, so äußert sich dies wegen der Blutfülle im Kopf als schmerzhafter Kopfdruck mit unangenehmem Ohrensausen.

● *Therapie-Empfehlung:* Bluthochdruck muß von einem Therapeuten behandelt werden. Je nach Ursache kommen dafür die Nosoden-Therapie (→ bei erblicher Belastung) oder eine homöopathische Stoffwechsel-Regulation (bei Sklerose und Krämpfen) in Frage (→ Adressen, die weiterhelfen, Seite103). Sie selbst können diese Maßnahmen vor allem dadurch unterstützen, daß Sie Streß abbauen. Das Ordnen Ihrer Lebensweise (→ Seite 86) und Entspannungsübungen (→ Meditation, Seite 69; Yoga, Seite 68) sind dazu geeignete Möglichkeiten. Begleiten Sie diese Maßnahmen homöopathisch (→ Kreislaufprobleme, Seite 76), durch das Öffnen der Chakren (→ Seite 90) und mit Bachblüten (→ Streß und Überforderung, Seite 83).

Zum Arzt!

Bei niedrigem Blutdruck (Hypotonie) verspüren Sie Kopfschmerzen mit einem Gefühl der Leere im Kopf. Niedriger Blutdruck beruht meist auf Gefäßerweiterungen, wie sie durch Alkohol, gestörten Flüssigkeitshaushalt im Gewebe oder auch durch allergisches Geschehen verursacht werden können.

Zu niedriger Blutdruck: Kopfschmerz

● *Therapie-Empfehlung:* Vor der Selbstbehandlung ist zu klären, ob nicht eine Allergie vorliegt (⟶ Seite 26) und diese als Ursache der Beschwerden zu behandeln ist. Falls sich ein allergisches Geschehen ausschließen läßt, können Sie niedrigen Blutdruck selbst homöopathisch behandeln (⟶ Blutdruck zu niedrig, Seite 73).

Drüsen

Deuten alle Hinweise auf eine Störung des Drüsen-Meridians hin, können prinzipiell alle Hormondrüsen betroffen sein. Dazu gehört auch ihr Steuerzentrum, die Hirnanhangsdrüse (Hypophyse), die den ganzen Stoffwechsel dirigiert. Störungen im Stoffwechsel wiederum können sich in vielen verschiedenen Erkrankungen äußern, von denen einige mit Kopfschmerzen verlaufen.

Steuern den Stoffwechsel

● *Therapie-Empfehlung:* Frauen informieren sich weiter auf Seite 27 (Frauenbeschwerden). Sollten Sie als Mann hormonell bedingte Kopfschmerzen aufweisen, lassen Sie von einem Therapeuten die Ursachen klären.

Galle

Die Galle liefert zur Verdauung nötige Enzyme (Spaltstoffe), ohne die vor allem die Fettverdauung nicht normal funktionieren kann. Bei einer gestörten Galle kommt es deshalb auch zu einer Störung im Cholesterin-Stoffwechsel (Cholesterin ist ein Fett) und damit zu einer Belastung der Gefäße. Dies wiederum ist in manchen Fällen die Ursache für Schwindel (in einem bestimmten Alter) oder Kopfschmerzen. Durch Verkrampfungen der Muskulatur an den Gallengängen kann sich Gallensaft stauen, was zu Erbrechen, Sodbrennen, aber auch zu Kopfschmerzen führen kann.

Wichtig für die Fettverdauung

Ein überfüllter Gallenblasen-Meridian macht sich mit seitlichen Kopfschmerzen (Migräne) oder schmerzenden Haaren bemerkbar. Er trägt den Namen »Wetterpunkt«, weil er vom atmosphärischen Druck abhängig ist.

● *Therapie-Empfehlung:* Im akuten Fall kann ein in Akupunktur erfahrener Therapeut den Gallenblasen-Meridian entstauen. Ansonsten läßt sich eine Selbstbehandlung der Galle sehr gut mit Hilfe der Homöopathie (→ Gallenprobleme, Seite 74) und der Phytotherapie (→ organische Störungen, Seite 101) durchführen.

Störungen der Sinnesorgane

Außer dem Tastsinn befinden sich alle unsere Sinnesorgane im Kopf. Es ist deshalb nicht verwunderlich, wenn Überlastungen oder Infektionen vor allem von Augen und Ohren zu Kopfschmerzen führen. Die Zusammenhänge sind in solchen Fällen meistens klar. Sollten Sie aber Augen- oder Ohrenschmerzen unklarer Herkunft bei sich feststellen, muß ein Pilzbefall des Darms in Erwägung gezogen werden (→ Pilzbefall, Seite 49).

Zusammen-hänge klären

Augen-Kopfschmerz

Bei stundenlangem Fernsehen, Lesen oder Arbeiten am Computer sind Kopfschmerzen mehr die Regel als die Ausnahme. Meist ist hier eine Überanstrengung der Augen der auslösende Faktor, vor allem wenn die »Augen-Kopfschmerzen« die Folge einer nicht behandelten Sehstörung oder einer falschen Brille sind. Manche chronischen Augenbeschwerden und damit Kopfschmerzen lassen sich auf eine erbliche Belastung zurückführen (→ Erbfaktoren, Seite 25), manche sind neuralgisch bedingt (→ Neuralgien, Seite 32).

Durch Überlastung

● *Therapie-Empfehlung:* Lassen Sie Ihre Augen beim Augenarzt überprüfen. Falls eine Sehstörung vorliegt, wird Ihnen die richtige Brille zumindest alle vermeidbaren Schmerzen ersparen. Entspannungsübungen durch Meditation (→ Seite 69) und Yoga (→ Seite 68) helfen Ihnen, sich nach Anstrengungen schneller zu erholen. Speziell für die Arbeit am Computer werden neuerdings geeignete Übungen angeboten (→ Bücher, die weiterhelfen, Seite 103).

Zum Augenarzt

Mittelohrentzündung

Bei Mittelohrentzündungen kann es zu unerträglichen Kopfschmerzen durch Druckgefühl im Innenohr kommen. Mehrere verschiedene Erreger können die Ursache sein: Pseudomonas, Staphylokokken, Streptokokken, Pneumokokken oder Grippeviren.

● *Therapie-Empfehlung:* Schwierige Fälle sollten vom Therapeuten behandelt werden, leichtere Fälle kann man homöopathisch selbst behandeln (→ Mittelohrentzündung, Seite 77).

Im Zweifel: zum Arzt

Infektionskrankheiten

Befinden Sie sich normalerweise in einem guten Gesundheitszustand, so sollten die Abwehrmechanismen Ihres Immunsystems normal reagieren und die meisten Infektionen mit Fieber ablaufen. Hohe Fieber-Temperaturen um 40 °C deuten dabei auf eine Virus-Infektion, Temperaturen um 38 °C auf eine bakterielle. Virale und bakterielle Infektionen sind manchmal von einem Stau des abführenden Lymphgefäßes aus dem Kopf begleitet, der sich in Druck-Kopfschmerzen äußert. In diesem Fall hat es wenig Sinn, die Kopfschmerzen zu therapieren, man muß die Ursachen der Infektion bekämpfen.

Durch Viren der Bakterien verursacht

Infektionskrankheiten ohne Fieber können durch Befall mit Pilzen auftreten. Typische Symptome sind zum Beispiel Juckreiz, Entzündung mit Rötung im Genital- oder Afterbereich, nicht erklärbare Augen- und Ohrenschmerzen sowie Migräne.

Meist werden Sie jedoch die Art der Infektion nicht selbst erkennen, dafür gibt es zu viele unterschiedliche Erreger. Vor allem bei Reisen in fremde Länder kommt hinzu, daß auch andere Kleinstlebewesen Krankheiten hervorrufen können. Wichtig: Bei dem geringsten Zweifel müssen Sie sich unbedingt vom Arzt untersuchen lassen, um eine gefährliche Infektionskrankheit auszuschließen.

Unbedingt zum Arzt!

Bakterielle Infektionen

Unser Körper beherbergt Milliarden von nützlichen Bakterien, deren Anwesenheit für unser Wohlbefinden absolut nötig ist. Besonders wichtig sind die Darmbakterien, die uns bei der Aufbereitung und Verwertung unserer Nahrung helfen. Diese Bakterien leben im Gleichgewicht mit unserem Körper und werden vom Immunsystem nicht bekämpft.

Ist das Gleichgewicht im Darm jedoch zum Beispiel durch Antibiotikamißbrauch gestört, können sich fremde Bakterien ansiedeln, die dann als »Krankheitserreger« wirken. So ist zu verstehen, daß Menschen mit großem Antibiotikakonsum später häufiger an Infektionen erkranken. Daneben kann die Infektion aber auch durch offene Wunden erfolgen.

Da krankheitserregende Bakterien sich im Blut aufhalten, vermehren und giftige Abfallstoffe ausscheiden, können die Bakteriengifte entweder direkt oder durch eine Überlastung der entgiftenden Leber (→ Organstörungen, Seite 39) zu Kopfschmerzen führen.

● *Therapie-Empfehlung:* Vermeiden Sie, wenn möglich, die Einnahme von Antibiotika. Diese »Wunderwaffen« unserer Zeit, in vielen Fällen lebensrettend, werden praktisch bei jeder Infektion verschrieben; sie sind mit weit mehr Nebenwirkungen behaftet, als allgemein bekannt ist. Vor allem der Umstand, daß sie alle, auch die nützlichen und zum Teil lebensnotwendigen Bakterien im Körper vernichten, führt zu schweren Störungen der Verdauung und des Stoffwechsels. Die Ausleitung von Antibiotikafolgen und Giften durch einen Therapeuten ist mit Homöopathie und Nosoden-Therapie möglich. Selbsthilfe – nach Rücksprache mit Ihrem Arzt: »homöopathisches Antibiotikum« (→ Infektion, Seite 76).

Virale Erkrankungen

Viren sind die kleinsten bekannten Lebewesen. Die meiste Zeit verbringen sie in einem leblosen Zustand als Eiweißkristall, in dem ihre Erbinformation eingeschlossen ist. Erst in lebenden Zellen »erwacht« das Virus und vermehrt sich. Virale Erkrankungen, wenn es sich nicht um Grippe oder eine bekannte Kinderkrankheit handelt, sind schwer einzuordnen und können gefährlich sein. Deshalb müssen Sie zur Behandlung immer einen Arzt oder Therapeuten bemühen. Zu den gefährlichen Möglichkeiten zählt zum Beispiel die Infektion mit Arboviren, die eine Hirnhautentzündung (Frühsommer-Meningo-Encephalitis FSME) hervorrufen können.

Unbedingt zum Arzt!

● *Therapie-Empfehlung:* Lassen Sie die Ursachen von Kopfschmerzen, die im Zusammenhang mit fiebrigen Virus-Erkrankungen auftreten, unbedingt vom Arzt oder Therapeuten abklären. Da die Schulmedizin keine Heilmittel gegen Viren kennt, sollten Sie virale Infektionen durch einen Therapeuten mit Hilfe von Homöopathie und der Nosoden-Therapie (→ Adressen, die weiterhelfen, Seite 103) behandeln lassen. Antibiotika zeigen bei Virus-Erkrankungen keine Wirkung und werden nur gegen mögliche bakterielle Begleiterkrankungen eingesetzt.

Pilzbefall

Nur bei geschwächter Abwehr

Pilze sind praktisch allgegenwärtig, doch versteht es ein gesunder Körper sehr gut, sie sich »vom Leibe« zu halten. Ein Pilzbefall (Mykose) zeigt also bereits an, daß der Abwehrmechanismus nicht mehr richtig funktioniert. Diese Situation tritt vor allem dann auf, wenn entweder der Säurewert (→ Seite 63) im Darm verändert ist oder ein Mißbrauch von Medikamenten vorliegt.

Haben sich Pilze einmal angesiedelt, verdrängen sie zunehmend die in einem gesunden Darm üblicherweise vorkommenden, nützlichen Darmbakterien, die wir zum Beispiel für die Vitaminbildung und zur Verdauung der Nahrung brauchen.

Krank durch Pilzgifte

Gleichzeitig produzieren die Pilze Giftstoffe wie das bekannte Pilzgift »Aflatoxin«, die Organe schädigen und Kopfschmerzen verursachen. Da Pilze bei ihrem Stoffwechsel Gase und Methylalkohol (»Fusel«) bilden, belasten sie mit der Zeit die Leber. Pilzbefallene Menschen wirken deshalb wie ständig leicht betrunken und leiden gehäuft unter Migräne, die durch die Überlastung der Leber bedingt ist (→ Leber, Seite 39). Menschen mit Pilzbefall sind oft schon nach dem ersten Bier betrunken und immer müde.

● *Therapie-Empfehlung:* Um die Voraussetzungen für einen Pilzbefall zu beseitigen, benötigen Sie eine Stoffwechsel-Regulation durch einen Therapeuten. Was Sie selbst beitragen können: pH-Wert-Regulierung (→ Nie wieder sauer, Seite 63) und zuckerfreie Diät (→ Seite 88). Salben und ähnliche äußere Mittel gegen den Pilzbefall unterdrücken nur die Symptome, beseitigen jedoch nicht die Ursachen.

Lymphstau

Lymphknoten schwellen an

Das Lymphsystem ist ein eigenes Gefäßsystem im Körper neben den Blutgefäßen. Es transportiert Lymphflüssigkeit (Lymphe), deren Hauptaufgabe die Abwehr von Krankheitserregern ist. Ist das Lymphsystem geschwächt, führen Infektionen zu starken Anschwellungen der Lymphknoten. Im Falle angeschwollener Lymphknoten am Hals kann das vom Kopf abführende große Lymphgefäß verengt und die Lymphe gestaut werden, was zu Druck-Kopfschmerzen führt.

● *Therapie-Empfehlung:* Klären Sie die Ursachen beim Arzt. Treten keine Komplikationen auf, können Sie sich selbst homöopathisch behandeln (→ Lymphdrüsen sind geschwollen, Seite 77).

Genußmittelmißbrauch

Alkohol, Nikotin

Nahezu jedes gesellschaftliche Ereignis ist heute mit Alkohol- und Zigarettenkonsum verbunden. Von einer individuell unterschiedlichen Menge an, die wohl weit niedriger liegt, als sich ein jeder gerne eingesteht, wird der Genuß zum Mißbrauch. Der Körper wehrt sich gegen diese Mißhandlung sehr effektiv mit Kopfschmerzen, die einerseits durch die Giftwirkung (Alkohol) und zum anderen wegen des erhöhten Blutdrucks im Kopf durch die Verengung der Gefäße (Zigaretten) hervorgerufen werden.

Weniger trinken, nicht mehr rauchen

● *Therapie-Empfehlung:* Die beste Therapie ist, den Alkoholkonsum zu reduzieren und das Rauchen einzustellen. Bei einem »Kater« mit Kopfschmerzen können Sie sich mit der Homöopathie selbst helfen (→ Alkoholmißbrauch, Seite 72).

Störfelder

Unter Störfeldern versteht man Einflüsse von innerhalb oder außerhalb des Körpers, die den Energiefluß im Körper beeinträchtigen. Störfelder können sehr unterschiedlicher Natur sein, es gehören nicht nur Narben auf der Haut, tote oder entzündete Zähne und Amalgamplomben, sondern auch Auswirkungen geopathischer Störungen dazu. Die als Störfelder wirksamen Stellen des Körpers nennt man auch »Herde«. Nach den Regeln der Akupunktur (→ Seite 98) unterbrechen diese Herde den Energiefluß auf den betroffenen Meridianen. Ist dabei ein Meridian betroffen, der zum Kopf verläuft, kommt es durch angestaute Energien zu Kopfschmerzen.

Durch äußere und innere Einflüsse

Narben

Nach größeren Verletzungen der Haut entsteht ein neues Gewebe, das schon rein äußerlich anders aussieht als die unverletzte Stelle, weil sich Verwachsungen ausbilden. Wenn solche Narben auf einem Meridian liegen, werden sie zu Störfeldern. Die Auswirkungen können je nach Gesundheitszustand und Alter früher oder später auftreten. Spätestens jedoch dann, wenn sich Beschwerden durch Verwachsungen oder Entzündungen einstellen, sollte ein Fachmann diesen Herd beseitigen.

Verwachsungen

● *Therapie-Empfehlung:* Narben entstören (→ Seite 63)

Zähne

Auch tote Zähne, Entzündungen, Zysten oder Fisteln im Mundbereich können Störfelder darstellen. Meist wird man sich an sie erinnern, wenn die Ursache von Kopfschmerzen lange und vergeblich gesucht worden ist. Wenn der Sitz dieser Herde nicht offensichtlich ist, kann er mit Hilfe der Elektroakupunkturmessung (auch: »Störfeldmessung«) festgestellt werden. Immer mehr Zahnärzte verwenden diese Methode, jeder naturheilkundliche Therapeut wird Ihnen einen damit arbeitenden Zahnarzt benennen können.
Auch die schädliche Wirkung von Amalgamplomben oder verschiedenartigen Metallen im Mund findet mehr und mehr

Krankheitsherde?

Amalgam-
plomben –

Beachtung. Zwei Schadwirkungen kann man dabei unterscheiden: Die erste Schadwirkung von Amalgamplomben ist
eine chemische. Sie beruht darauf, daß sich im Amalgam
enthaltenes Silber und Quecksilber langsam auflösen, was
zu Schwermetallvergiftungen im Körper führen kann. Dadurch wird die für Entgiftung zuständige Leber überlastet,
was wie beschrieben (⟶ Leber, Seite 39), zu Kopfschmerzen führt.

– führen zu
Vergiftung

Nun müssen Sie wissen, daß zwischen Zähnen und inneren
Organen festgelegte Energieverbindungen bestehen, über
die zum Beispiel tote Zähne auf das zugehörige Organ und
seinen Gesundheitszustand Einfluß nehmen:

Energetische Verbindungen
zwischen Zähnen und Organen

Zähne*	Organe
Erster Schneidezahn	Epiphyse (Zirbeldrüse), Blase, Nieren, Nebennieren
Zweiter Schneidezahn	Epiphyse (Zirbeldrüse), Blase, Nieren, Nebennieren
Eckzahn	Hypophyse (Hirnanhangsdrüse), Gallenblase, Leber
Erster vorderer Backenzahn	Hypophyse (Hirnanhangsdrüse), Dickdarm, Lunge, Brustdrüsen, Magen, Pankreas (Bauch-speicheldrüse)
Zweiter vorderer Backenzahn rechts	Thymusdrüse, Dickdarm, Lunge, Brustdrüsen, Magen, Pankreas (Bauchspeicheldrüse), Lymph-gefäße
Zweiter vorderer Backenzahn links	Thymusdrüse, Dickdarm, Lunge, Brustdrüsen, Magen, Milz, Lymphgefäße

Zusammen-
hänge
erkennen

Zähne*	Organe
Erster hinterer Backenzahn rechts	Brustdrüsen, Schilddrüse, Magen, Pankreas (Bauchspeicheldrüse), Venen, Dickdarm, Lunge
Erster hinterer Backenzahn links	Brustdrüsen, Schilddrüse, Magen, Milz, Venen, Dickdarm, Lunge
Zweiter hinterer Backenzahn rechts	Brustdrüsen, Nebenschilddrüse, Magen, Pankreas (Bauchspeicheldrüse), Arterien, Dickdarm, Lunge
Zweiter hinterer Backenzahn links	Brustdrüsen, Nebenschilddrüse, Magen, Arterien, Dickdarm, Lunge
Weisheitszahn	Zentrales Nervensystem, Psyche, Hypophyse (Hirnanhangsdrüse), Herz, Energiehaushalt, periphere Nerven

Energetische Verbindungen

* Damit Sie sich schneller zurechtfinden, sind die Zähne einzeln benannt; energetisch mit den aufgeführten Organen verbunden sind jedoch alle Zähne – sowohl im Ober- als auch im Unterkiefer, jeweils auf beiden Seiten (rechts und links); Ausnahmen sind ausgewiesen.

Wirkt ein toter oder entzündeter Zahn als Störfeld, so erkrankt mit großer Sicherheit nach einiger Zeit auch das zugehörige Organ. Umgekehrt kann sich bei Erkrankung eines Organs ein Schmerz im zugehörigen Zahn entwickeln.

● *Therapie-Empfehlung:* Störfelder beseitigen lassen (→ Seite 61).

Geopathische Störungen

Es gibt überall auf der Erde natürliche Strahlungsfelder, die geopathische Störzonen verursachen. Wenn Sie morgens fit und ausgeschlafen aufwachen, können Sie davon ausgehen, daß Sie einen ungestörten Schlafplatz haben. Sehen Sie sich jedoch im Spiegel mit verqollenen Augen, haben Kopfschmerzen, fühlen sich kaputt und müde und brauchen erst eine Dusche oder einen Kaffee, damit Sie überhaupt wach werden, dann können Sie davon ausgehen, daß Ihr Schlafplatz sich in einer geopathischen Störzone befindet.

Geopathische Störungen können von Wasseradern, Erdverwerfungen, Erdrissen oder von den magnetischen Gittern ausgehen.

Kleinkinder reagieren auf gestörte Schlafplätze besonders empfindlich, sie können nicht einschlafen und schlafen schlecht. Im Schlaf wandern sie viel umher und liegen schließlich in einer Ecke, die möglichst wenig gestört ist. Auch Hunde suchen sich immer einen strahlungfreien Schlafplatz, während Katzen, Ameisen oder Schlangen mit Vorliebe auf Kreuzungspunkten oder Zonen der Strahlungsfelder schlafen. So sucht sich jedes Tier seinen geeigneten Schlafplatz, nur der Mensch neigt dazu, sich auch an einem ungeeigneten Schlafplatz zum Schlafen zu zwingen, und wenn es mit Hilfe von Schlaftabletten ist.

Auf diese Weise handeln wir gegen die natürliche Reaktion unseres Unterbewußtseins, das uns vor dem Energieverlust an einem ungeeigneten Schlafplatz bewahren will. Wird die wichtige nächtliche Erholungsphase über längere Zeit durch geopathische Störzonen beeinträchtigt, verliert der Körper Energie. Ein ungünstiger Schlafplatz verstärkt auf diese Weise Krankheiten und wird jede Behandlung von Kopfschmerzen aussichtslos machen, weil Ihr Kopf die ganze Nacht dieser Störung ausgesetzt ist. Durch die Einnahme von homöopathischen Mitteln wird die Sensibilität einem schlechten Schlafplatz gegenüber scheinbar verstärkt, da Sie die Störung bewußter wahrnehmen.

● *Therapie-Empfehlung:* Schlafplatz-Regulierung (⟶ Seite 60)

Natürliche Strahlen –

– verursachen Störzonen

Gestörter Schlafplatz –

– macht auf Dauer krank

Störfelder durch elektrischen Strom

Auch durch elektrische Störfelder kann der Schlafplatz beeinträchtigt sein. Elektrogeräte, elektrische Leitungen und Antennen sind von einem elektromagnetischen Feld unterschiedlicher Stärke umgeben, das durch seine Anziehungskraft auf geladene Teilchen (Ionen) alle die Vorgänge im Körper beeinflußt, an denen elektrische Ladungen beteiligt sind, beispielsweise die Nerven- und Muskeltätigkeit.

Geräte, Leitungen, Antennen

● *Therapie-Empfehlung:* Schlafplatz-Regulierung (→ Seite 60).

Umweltbedingte Kopfschmerzen

Wetterfühligkeit

Viele Menschen reagieren auf Wetterwechsel mit Migräne oder Kopfschmerzen. Manche sind besonders empfindlich bei Druckschwankungen, wie sie zum Beispiel bei einem Föhneinbruch oder schnellem Wechsel zwischen Hoch- und Tiefdruckgebieten eintreten, bei anderen ist der Auslöser oft nicht eindeutig erkennbar. Über die Ursachen wird nach wie vor spekuliert.

Liegt eine Veranlagung vor?

Da nicht alle Menschen gleichermaßen betroffen sind, scheint eine »Veranlagung« als Voraussetzung erforderlich zu sein. Sie kann auf einer erbbedingten Gefäßschwäche, aber auch auf nervlicher Labilität beruhen. Wie man sich das Geschehen im Körper vorstellen kann, legt eine Studie über magnetische Felder beim Wetterumschwung nahe:

Durch die Reibung der bewegten Luftmassen entstehen schwache elektromagnetische Felder, auf die der Mensch sensibel reagiert. Kleine lokale Entladungen, die »Spherics«, beeinflussen offensichtlich alle die biochemischen Vorgänge im Körper, die mit elektrischen Ladungen zusammenhängen. Die elektrisch geladenen Atome (Ionen) der Mineralstoffe spielen dabei eine wichtige Rolle. Vor allem die Arbeit von Nervensystem und Gehirn hängt wesentlich von solchen ladungstragenden Teilchen ab. Wird ihr Zusammenwirken von außen gestört, können Kopfschmerzen die Folge sein.

Wirkung auf den Körper

● *Therapie-Empfehlung:* Im Normalfall: homöopathische Selbstbehandlung (→ Wetterfühligkeit, Seite 81); in hartnäkkigen Fällen: Neuraltherapie durch einen Therapeuten. In beiden Fällen begleitend: Entspannung durch Meditation (→ Seite 69), Yoga (→ Seite 68), Öffnen der Chakren (→ Seite 90), Bachblüten (→ Seite 81).

Umweltgifte

Gifte aus der Umwelt, wie Insektizide oder Pestizide auf schlecht gewaschenem Obst und Gemüse, können in bestimmten Mengen Müdigkeit und Kopfschmerzen verursachen. In gleicher Weise wirkt sich beispielsweise das Blei aus Autoabgasen aus, vor allem, wenn der Körper wegen Übersäuerung eine erhöhte Neigung zur Bleiaufnahme hat. Diese Gifte gelangen nach ihrer Aufnahme in das Blut zur Entgiftung in die Leber. Ist die Belastung sehr groß, können dabei Leberschäden mit begleitenden Kopfschmerzen (→ Leber, Seite 39) auftreten. Alle Gifte, die die Leber nicht unschädlich machen und ausscheiden kann, werden in das Fettgewebe »abgeschoben«. Bei Hungerkuren, wenn das Fett abgebaut wird, gelangen sie wieder in die Blutbahn und können durch ihre toxische Wirkung erneut Kopfschmerzen hervorrufen.

Insektizide, Pestizide, Autoabgase

Folgeschäden

● *Therapie-Empfehlung:* Eine Behandlung gegen Übersäuerung beseitigt die Neigung des Körpers, Schwermetalle besonders leicht aufzunehmen. Führen Sie dazu eine pH-Wert-Regulierung (→ Seite 63) durch. Zur Entgiftung des Körpers empfiehlt sich die fachkundige Ausleitung von Giftstoffen durch einen Therapeuten mit Hilfe der Nosoden-Therapie (→ Adressen, die weiterhelfen, Seite 103).

Natürliche Behandlung der Migräne

In diesem Kapitel möchte ich Ihnen verschiedene Möglichkeiten einer Selbstbehandlung bei Kopfschmerzen vorstellen. Bevor Sie sich in die einzelnen Beschreibungen vertiefen, sollten Sie sich im Kapitel »Selbstbeobachtung« bereits darüber informiert haben, welche Rückschlüsse der Ort, der Zeitpunkt und die Art Ihrer Kopfschmerzen zulassen. Die dort gewonnenen Hinweise konnten Sie im Kapitel »Ursachen und Therapie-Empfehlungen« überprüfen und sich über die Zusammenhänge informieren. Sind Sie zu einem eindeutigen Ergebnis gekommen, können Sie über die Seitenverweise direkt zur geeigneten Therapie gelangen.

Das müssen Sie beachten

Sind Sie sich über die Ursachen noch nicht im klaren oder fanden Sie den Hinweis, zur Abklärung besser einen Arzt aufzusuchen, so sehen Sie bitte von einer Selbstbehandlung ab. Zumindest solange, bis die Ursachen exakt geklärt sind und eine gefährliche Erkrankung ausgeschlossen ist.

Lassen Sie mich vor der Darstellung einer Selbstbehandlung auf einige Besonderheiten aufmerksam machen. Denn selbst bei einer richtigen Therapie kann der Heilerfolg ausbleiben, wenn bestimmte Voraussetzungen dies verhindern. Informieren Sie sich deshalb schon vorher über geeignete »Maßnahmen vor der Behandlung«.

Maßnahmen vor der Behandlung

In der Naturheilkunde hat man sich besonders intensiv Gedanken darüber gemacht, warum manchmal richtig diagnostizierte und passend therapierte Beschwerden oder Krankheiten nicht geheilt werden können. Mittlerweile kennt man einige wesentliche Behandlungshindernisse, die für die meisten dieser Fälle verantwortlich sein dürften.

Was die Behandlung erschwert

Sie sind es selbst, der eine Behandlung von Krankheiten erschweren oder völlig unwirksam machen kann, gleichgültig ob es sich um schulmedizinische oder naturheilkundliche Therapien handelt. Auch wenn Sie sich derzeit völlig gesund fühlen, können Sie die zum Teil etwas zeitaufwendigen Vorschläge zur Beseitigung von Blockaden oder Störfeldern in Angriff nehmen. Ihr Körper wird Ihnen dies ganz sicher mit einer länger anhaltenden Gesundheit danken.

So heben Sie psychische Blockaden auf

Blockaden des Unterbewußtseins drücken sich praktisch gesehen dadurch aus, daß Sie unbewußt alles unternehmen, um sich selbst zu schaden. In der Naturheilkunde nennt man dies eine »Reversblockade«.

Unbewußt schaden Sie sich selbst

»Reverse« Menschen nehmen unbewußt alles zu sich, was ihnen schadet, und lehnen das ab, was ihnen gut tut. Das kann so aussehen, daß Sie einen Bekannten oder Verwandten, der Sie sehr aufregt, trotzdem zweimal in der Woche treffen. Möglicherweise auch dann, wenn Sie grundsätzlich mit Kopfschmerzen auf diese Begegnungen reagieren. Zu den reversen Menschen gehören aber auch Raucher, die sich die Seele aus dem Leib husten, und Menschen mit einer Sucht, beispielsweise auf Schokolade, obwohl sie unter Verstopfung leiden. Schließlich gibt es auch den Fall, daß Therapeuten selbst revers sind und deshalb ihre Patienten mit Mitteln behandeln, die nicht zu ihnen passen.

»Reverse« Menschen

Wenn Sie Grund zu der Annahme haben, daß Sie selbst auf eine Behandlung verkehrt, also revers reagieren, können Ihnen die folgenden einfachen Übungen dabei helfen, aus dem reversen Zustand herauszukommen.

● *Was können Sie tun?* Machen Sie mit beiden Händen eine Faust und drehen Sie die Handrücken nach unten. Nun klopfen Sie die Fäuste mehrmals mit der Seite gegeneinander, an der sich der kleine Finger befindet(→ Grafik Seite 59). Auf diese Weise regen Sie die beiden Akupunkturpunkte an, die man als »Dünndarm 3« bezeichnet. Diese Punkte sind nach der chinesischen Medizin das Tor für die ganze Wirbelsäule bis zum Kopf. Stellen Sie sich die Wirkung etwa so vor, daß durch dieses Klopfen das Tor geöffnet, der Weg zur Blockade im Kopf freigemacht und die reverse Blockade damit beseitigt wird.

Einfache Hilfe

Sprechen oder denken Sie während des Klopfens immer positive Sätze, zum Beispiel:

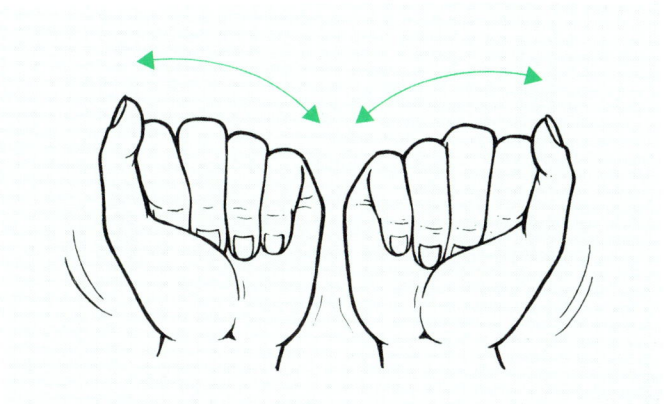

*»Reversklopfen«
– diese einfache
Übung hilft*

»Ich will gesund sein«,
»Ich will freundlich sein«,
»Ich denke positiv«,
»Ich habe Kraft«
oder ähnliches. Sie werden dann bald merken, daß Sie diese Ziele viel leichter erreichen können. Vermeiden Sie bitte auf jeden Fall Sätze, die eine Verneinung oder das Wort »nein« beinhalten. Derartige Sätze kann das Unterbewußtsein offenbar nicht verarbeiten. In einem Satz wie »Ich will keine Kopfschmerzen« kann das Unterbewußtsein das Wort »keine« nicht erfassen, so daß die Aussage »Ich will Kopfschmerzen« übrigbleibt. Testen Sie diese einfache Methode, bevor Sie sagen, das bringt ja doch nichts. Klopfen Sie jeden Morgen dreimal fest die Punkte und sagen Sie dazu dreimal »Ich will gesund werden« und noch dreimal »Ich will fit werden«. Sie werden sehen, wie gut es Ihnen den ganzen Tag über geht. Auf diese Weise können Sie jeden Heilungsprozeß positiv beeinflussen und den Tag in guter Laune verbringen.

Positiv formulieren

Reverse Menschen haben leider die Neigung, aus dem reversen Zustand gar nicht herauskommen zu wollen. Sie sind deshalb auch oft nicht bereit, das Klopfen durchzuführen. Legen Sie dem reversen Familienmitglied einen geschliffenen weißen Quarz im Kopfbereich unter die Matratze, so können dessen Schwingungen reverse Blockaden aufheben.

Hilfe zur Selbsthilfe

Vergessen Sie aber nicht, ihn von dort wieder zu entfernen, nachdem er Abhilfe geschaffen hat. Selbstverständlich können Sie den Stein auch selber tragen.

Schlafplatz-Regulierung

Einfache Hilfe

Befindet sich Ihr Schlafplatz im Einflußbereich von *geopathischen Störungen,* reicht es im einfachsten Fall schon, eine andere Schlafrichtung einzunehmen, also Kopf- und Fußende zu vertauschen. Die beste Lösung ist, einen Rutengänger kommen zu lassen, der einem eine bessere Schlafstelle sucht. Leider gibt es aber nur wenige wirklich gute Rutengänger, die sich mit den vielfältigen Störmöglichkeiten auskennen.

Hilfe durch den Fachmann

Erfahrene Therapeuten können mit Hilfe von Elektroakupunktur oder Kinesiologie (→ Seite 65) messen, ob der Schlafplatz eines Menschen in Ordnung ist. Auf diese Weise kann auch überprüft werden, ob die Empfehlungen eines Rutengängers den gewünschten Erfolg gebracht haben. Sollten trotz Umstellung des Bettes noch kleinere Störungen vorhanden sein, können Sie zur Abhilfe eine Korkplatte unter das Bett legen. Als Notbehelf und auf Reisen hilft es auch – laut bisher unwiderlegtem Volksmund – eine ganze Zwiebel unter das Bett zu legen, die aber wegen des schnellen Nachlassens der Wirkung alle drei Tage ausgewechselt werden muß.

Keine Geräte neben dem Bett

Vor allem im Schlafzimmer sollten Sie sich nicht dem schädigenden Einfluß *elektrischer Störfelder* aussetzen. Radiowecker, Fernseher und Neonlampen haben deshalb in der Nähe des Bettes nichts zu suchen. Das beste ist die Installation eines Netzfreischalters. Er trennt automatisch alle Leitungen im Haus oder im Schlafzimmer von der Hauptleitung ab, sobald kein stromverbrauchendes Gerät mehr eingeschaltet ist. Doch selbst wenn in Ihrer Wohnung ein Netzfreischalter installiert ist, sollten Sie in der Nacht die Stecker aller Geräte, außer natürlich Kühlschrank und Tiefkühltruhe, aus der Steckdose ziehen. Vergessen Sie dabei vor allem Radio und Radioantenne, Fernsehgerät, Fernsehantenne und Computer nicht. Die langen Kabel dieser Geräte wirken wie Antennen und empfangen eintreffende Strahlun-

Netzfreischalter installieren

gen, zum Beispiel Radiowellen. Auf diese Weise entstehen schwache elektromagnetische Felder, auf die unser Körper besonders empfindlich reagiert.

● *Was können Sie tun?* Überprüfen Sie Ihren Schlafplatz mit dem kinesiologischen Test (→ Seite 65) und entfernen Sie alle elektrischen Geräte im Umkreis von 1 bis 2 Metern um Ihr Bett. Sie können auch einfach damit experimentieren, das Bett zu verstellen und Ihre Reaktion darauf zu testen. Sind Sie jedoch nicht homöopathisch vorbehandelt, spüren Sie vielleicht erst nach längerer Zeit einen Unterschied. Am zuverlässigsten ist die Testung durch einen Therapeuten oder einen Rutengänger (→Adressen, die weiterhelfen, Seite 103). Wenn Sie unter Kopfschmerzen oder Migräne leiden, sollten Sie die beschriebenen Maßnahmen unbedingt zusätzlich zu jeder anderen Therapie durchführen.

Zusätzlich zu jeder Behandlung!

Zahnsanierung

Bitte stellen Sie sich vor den Spiegel, öffnen Sie den Mund und sehen Sie nach, wieviele Sorten Metall Sie im Mund tragen. Vor allem bei Kopfschmerzen und Migräne ist es wichtig, daß sich höchstens eine Art von Metall im Mund befindet, und dieses Metall auf seine individuelle Verträglichkeit getestet wurde.

Die schlimmsten Auswirkungen treten auf, wenn zusammen mit anderen Metallen Amalgam verwendet wird. Wurden beispielsweise Gold- und Amalgamplomben nebeneinander eingesetzt, so lösen sich Silber und Quecksilber aus dem Amalgam heraus und gelangen über Speichel und Verdauungstrakt in den ganzen Körper. Sie verbinden sich mit Aminosäuren und verändern so die körpereigenen Eiweiße.

Schwermetallvergiftung –

Bei der Behandlung von Zähnen sollte grundsätzlich auf Amalgam verzichtet werden. Es gibt einige andere Werkstoffe, zwischen denen Sie oder Ihr Zahnarzt wählen können. Empfehlenswert, da unschädlich, sind vor allem lichtgehärtete Porzellan- und Kunststoffplomben. Das Argument einer etwas geringeren Haltbarkeit wird durch den günstigen Preis und die Verträglichkeit mehr als aufgewogen. Darüber hinaus gibt es die Möglichkeit, Metallkronen mit einer Porzellanschicht zu überziehen, damit der Speichel nicht direkt mit

– unbedingt verhindern

dem Metall in Berührung kommt. Als Regel gilt: Wenn Sie vor dem Spiegel den Mund aufmachen, sollten alle Zähne weiß sein.

● *Was können Sie tun?* Lassen Sie Ihre Zähne bei einem Therapeuten oder Zahnarzt, der mit Elektroakupunktur-messung vertraut ist, auf die Verträglichkeit von Metall-füllungen und auf Störfelder testen. Werden dabei an den Zähnen Störeinflüsse gemessen, sollten Sie diese vom Fach-mann (→ Seite 103) beseitigen lassen. Wenn sich in Ihrem Mund unterschiedliche Metalle oder Amalgamfüllungen be-finden, ist eine grundlegende Sanierung Ihrer Zähne entspre-chend der obigen Ausführungen nötig. Achten Sie bei jeder Zahnbehandlung darauf, daß Sie keine neuen Amalgam-füllungen eingesetzt bekommen. Wird Amalgam entfernt, sollten Sie bei einem Therapeuten eine Amalgam-Ausleitung machen lassen.

Zum Zahnarzt

Keine Amalgam-plomben

Narben entstören

Narben können die energetischen Bahnen der Meridiane und damit den Energieaustausch zwischen den Organen emp-findlich stören. Mit zunehmender Körpergröße und mit dem Alter wird diese Störfeldwirkung von Narben immer deutli-cher, da sich das tote oder schlecht durchblutete Gewebe vergrößert. Eine Möglichkeit zur Abhilfe bietet die Neural-therapie (→ Seite 103), bei der die Narben meistens mit Formicain (Ameisensäure und ein lokales Betäubungsmittel) unterspritzt werden. Dies fördert die Durchblutung und schafft so Giftstoffe aus dem Gewebe.

Neural-therapie

● *Was können Sie tun?* Man kann eine Narbe auch selbst so behandeln, daß sie weich und gut durchblutet wird. Verteilen Sie dazu täglich etwas Calcium fluoratum-Salbe auf der Nar-be (mindestens drei Monate lang) oder nehmen Sie Silicea D10 (1 x 5 Globuli täglich) drei Monate lang ein.

Salbe oder Globuli

Nie wieder sauer

»Sauer« ist man nicht nur, wenn die Stimmung schlecht ist, auch der Körper kann übersäuert sein. Eine einfache, vom Laien durchführbare Maßnahme ist die pH-Wert-Regulierung (pH-Wert = Säurewert). Sie hilft in den meisten Fällen, eine Übersäuerung des Körpers auf einfache und natürliche Weise zu korrigieren.

Säure-Wert regulieren

Der Test Kaufen Sie sich zuerst in der Apotheke Indikatorpapier (Universalindikator) und spucken Sie frühmorgens – vor dem Zähneputzen und nüchtern – darauf. Die Färbung auf dem Indikatorpapier vergleichen Sie mit der Farbskala des Indikators; sie sollte den Wert 7 anzeigen. Bei niedrigeren Werten ist der Speichel übersäuert.

Sie können die Übersäuerung mit Hilfe von homöopathischen Mitteln regulieren. Dazu brauchen Sie mehrere Mittel gleichzeitig, da ein übersäuerter Organismus zuviel Natrium und zu wenig Calcium enthält (→ Seite 30). Damit der Körper das nötige Calcium aber überhaupt verwerten kann, müssen zusätzlich unbedingt auch Magnesium (als Katalysator), ein Lactat (ein Salz der Milchsäure) und Vitamin D vorhanden sein.

● *Was können Sie tun?* Testen Sie den pH-Wert Ihres Speichels auf die empfohlene Weise. Stellen Sie eine Übersäuerung fest, so wählen Sie aus den aufgelisteten Mitteln das für Sie richtige (Ihrem homöopathischen Typ entsprechende) Calcium- und Magnesium-Mittel aus. Als Lactat verwenden Sie Acidum lacticum D12 (1 x 5 Globuli täglich). Besorgen Sie sich die Mittel (Calcium, Magnesium und Lactat) in der Apotheke. Für das benötigte Vitamin D genügt es, wenn Sie täglich etwas an die frische Luft und in die Sonne gehen. Lassen Sie sich von einem Homöopathen eine ausgewählte Hochpotenz Natrium verschreiben und nehmen Sie die Mittel sodann wie angegeben ein.

Übersäuert: ph-Wert unter 7

Bitte wählen Sie nun Ihr persönliches Calcium-Mittel aus. Dosierung: 3 x 1 Tablette täglich.

Calcium carbonicum D2: Bei langsamen, nicht sehr beweglichen Menschen, die stark am Hinterkopf schwitzen.

Wählen Sie Ihr Mittel

Calcium phosphoricum D4: Bei Menschen mit vielen Ideen, Neigung zu Osteoporose und Knochenbeschwerden.

Calcium fluoratum D6: Bei Menschen mit schlechten Zähnen und weichen Knochen.

Calcium silicicum D4: Bei Menschen, deren Fingernägel und Haare brüchig sind; Menschen, denen immer kalt ist.

Bitte wählen Sie zusätzlich Ihr persönliches Magnesium-Mittel aus. Dosierung: 3 x 1 Tablette täglich.

Magnesium phosphoricum D6: Bei Muskelverkrampfungen und Milchunverträglichkeit.

Magnesium carbonicum D6: Bei Sodbrennen und Neigung zu Verstopfung.

Magnesium chloratum D6: Bei Appetitlosigkeit.

Kinesiologie: Heilen durch Bewegung

»Kinesiologie« heißt, wörtlich übersetzt, die Lehre von der Bewegung. Dieses Teilgebiet der Naturheilkunde beschäftigt sich mit den Möglichkeiten, über Bewegungen auf das Wohlbefinden und die Gesundheit unseres Körpers einzuwirken. Eine grundlegende Vorstellung dabei ist, daß sich einerseits Erkrankungen in einer veränderten Körperhaltung oder veränderten Bewegungsabläufen ausdrücken, und andererseits über gezielte Bewegungsübungen eine positive Einflußnahme auf die erkrankten Organe möglich ist.

Das ist jedem bekannt

Der kinesiologische Muskeltest

Ein verblüffendes Anwendungsgebiet der Kinesiologie beruht auf der immer wieder überprüfbaren Beobachtung, daß bestimmte Dinge, zum Beispiel Heilmittel, Nahrungsmittel, aber auch andere Menschen, Ihnen Kraft geben, während andere Sie schwächen. Wie deutlich sich die Schwächung sogar auf die Muskeln auswirkt, wird an einem einfachen Muskeltest sichtbar, den Sie leicht ausprobieren können:

Einfach, verblüffend –

● *Was können Sie tun?* Strecken Sie den stärkeren Ihrer Arme waagerecht zur Seite aus. Ein Partner muß nun den ausgestreckten Arm nach unten drücken, während Sie dies mit aller Kraft zu verhindern versuchen. Ihr Partner sollte sich den Kraftaufwand, den er für seine Bemühungen einsetzen mußte, möglichst einprägen. Machen Sie nach einer kleinen Erholungspause denselben Test mit einem Stück Zucker oder einer anderen schädlichen Substanz in der Hand. Sie werden erstaunt feststellen, daß Sie weit weniger Kraft haben, um den Arm waagerecht zu halten.

– probieren Sie es aus

Mit Hilfe des kinesiologischen Tests können Sie jedes Medikament, jedes Nahrungsmittel, ebenso aber auch Menschen, Metalle oder Steine darauf testen, wie sie sich auf Ihren Körper auswirken. Sie müssen den Gegenstand oder den Menschen nur während des Test berühren. Schwächt sich beim Test Ihre Muskelkraft, ist Ihr Untersuchungsobjekt auch dem gesamten Körper abträglich. Üben Sie diese Methode und untersuchen Sie Ihre Umgebung darauf, was für Sie gut und was für Sie schlecht ist. Bei Nahrungsmittelallergien können Sie so auch alle Eßwaren auf ihre Eignung prüfen.

Nur eines müssen Sie berücksichtigen: Sind Sie oder Ihr Partner revers (→ Seite 58), so kehrt sich das Ergebnis um, und Sie erhalten genau gegenteilige Aussagen.

Trainieren Sie Ihre Gehirnhälften

Ein Teilgebiet der Kinesiologie ist die Edu-Kinesthetik (Edu = educational). Sie beschäftigt sich mit Körperübungen, die dazu dienen, beide Gehirnhälften gleichwertig einzuschalten. Es ist bekannt, daß die rechte Gehirnhälfte mehr für Intuition, Raumvorstellung, Sensibilität zuständig ist, während die linke eher rational, überlegend, logisch arbeitet. Die größte Ausgeglichenheit erreicht der Mensch, wenn beide Gehirnhälften gleichzeitig und gleichwertig arbeiten.

Denken Sie beispielsweise mehr mit der intuitiven rechten Gehirnhälfte, haben Sie Schwierigkeiten mit dem Rechnen, denn beim logischen Denken ist die linke Gehirnhälfte gefordert. Durch Überanstrengung dieser Gehirnhälfte kann es bei Kindern zum typischen Schul-Kopfschmerz kommen.

Menschen, deren linke (logische) Gehirnhälfte besser arbeitet als die rechte, sind möglicherweise intelligente Vorgesetzte, können jedoch mit anderen Menschen nicht so gut umgehen, weil ihnen die Intuition fehlt.

Das einseitige Beanspruchen einer Gehirnhälfte ist stoffwechselbedingt. Erbfaktoren, Ernährung, Umwelt, aber auch Medikamente können die Ursache dafür sein. Die Einseitigkeit führt zur Überanstrengung der eingesetzten Gehirnhälfte und damit häufig zu Kopfschmerzen. Mit einfachen Übungen können Sie bewirken, daß mit der Zeit beide Gehirnhälften gleichmäßig arbeiten und belastet werden.

● *Was können Sie tun?* Malen Sie liegende Achten (→ Grafik Seite 67), am besten mit weichem Stift auf ein größeres Blatt Papier. Beginnen Sie die beiden Kreise (wie die Pfeile zeigen) mit Aufwärtsbewegungen.

Etwas schwieriger, aber auch wirkungsvoller ist es, wenn Sie Ihre Achten vor sich in die Luft machen – zunächst mit der rechten, dann mit der linken Hand, danach mit beiden Händen, kreuzen Sie vor dem Gesicht. Lassen Sie Ihre Bewegungen – unter Einbeziehung der Arme – allmählich immer größer werden. Auch hier: Die Kreise jeweils mit Aufwärtsbewegungen beginnen.

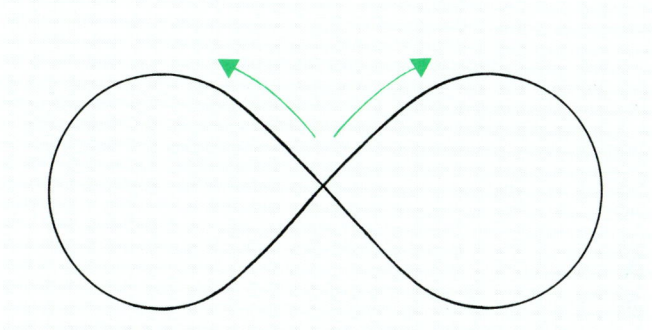

So sollten Ihre »Achten« aussehen

Im Idealfall führen Sie die Übungen jeden Morgen eine Minute lang durch. Werden Sie einmal besonders gefordert, zum Beispiel vor einer Schulaufgabe oder vor einem Vortrag, können Sie die Übungen 5 Minuten oder direkt vor dem Ereignis wiederholen. Sie werden merken, daß es Ihnen danach leichter fällt, eine Leistung zu erbringen.

Entspannen mit Yoga

Yoga ist ein jahrtausendealter Bestandteil der indischen Philosophie, der schon in den ältesten Schriften, den Veden, erwähnt wird. Yoga soll in acht Stufen zur Vereinigung mit dem Göttlichen führen und beschreibt körperliche und geistige Übungen dazu. Mit diesen Übungen werden Körper und Geist so trainiert, daß selbst auf unbewußt ablaufende Körperfunktionen Einfluß genommen werden kann. Geübte Yogis beherrschen ihren Körper durch das Training derart, daß sie damit sogar Krankheiten heilen können. Es gibt viele Yogaübungen, die man am besten bei einem Yogalehrer erlernt. Für die Behandlung Ihrer Kopfschmerzen genügt eine der einfachsten Übungen, die dem Erreichen eines entspannten Zustandes dient. Diese Entspannungsübung sollten Sie mindestens zweimal in der Woche durchführen.

Für Körper und Geist gleichermaßen

● *Was können Sie tun?* Legen Sie sich bequem auf ein Bett, eine Couch oder den Boden (weiche Unterlage!) und schließen Sie die Augen. Atmen Sie unbeschwert, ohne auf die Atmung zu achten. Nun versuchen Sie sich vorzustellen, daß sich Ihr ganzer Körper in der rechten großen Zehe befindet, bis die Zehe ganz heiß und kribbelig wird. Wiederholen Sie diese Übung mit der kleinen Zehe und anschließend beide Übungen mit den Zehen des linken Fußes, bis sich auch sie warm und kribbelig anfühlen.

Eine der einfachsten Übungen

Als nächstes kommt der Unterleib: Versuchen Sie ihren ganzen Körper im Unterleib zu spüren, bis dieser warm und durchblutet ist. Dann konzentrieren Sie sich auf den Bauch, bis auch dieser warm wird. Fahren Sie mit der Handfläche der rechten Hand und anschließend mit der linken Handfläche fort. Jetzt kommt die Brustpartie dran: Versuchen Sie wieder, den ganzen Körper in der Brust zu fühlen, bis Sie Herzklopfen bekommen. Zum Schluß werden alle Gedanken auf Gehirn und Kopf konzentriert, bis Sie auch hier eine angenehme Wärme spüren.

Wärmegefühl

Die ganze Übung dauert etwa 10 Minuten. Öffnen Sie anschließend die Augen und stehen Sie langsam auf. Sie werden sich nach dieser Übung wie neugeboren fühlen, voller Energie und Kraft für die täglichen Pflichten.

Meditation hilft heilen

Meditieren ist ein Weg des Erkenntnisgewinns, der nach östlichem Vorbild darauf beruht, daß man sich seinem Innersten zuwendet. Meditation heißt auch, einen körperlichen und geistigen Zustand der Balance und des gesamtheitlichen Wohlbefindens anzustreben.

Die eigene Mitte finden

Wichtigster Bestandteil aller Meditationsübungen ist das bewußte Einatmen durch die Nase in den Bauch. In verschiedenen festgelegten Körperstellungen, zum Beispiel dem Lotus-Sitz, achtet man ausschließlich auf den Fluß des Atems und, beim gegenständlichen Meditieren, auf ein gewähltes Meditationsthema oder -objekt. So gelangt man nach einiger Übung sicher in einen Zustand völliger Ruhe und Entspannung. Eben diese Entspannung ist es, die bei Verspannungs-Kopfschmerzen die wohltuende Erleichterung bringt.

Ruhe und Entspannung

● *Was können Sie tun?* Suchen Sie sich zum Meditieren einen ungestörten Platz, entweder in einem gemütlichen Zimmer oder in der freien Natur. Die geeignetste, wenn auch nicht für alle die bequemste Meditationstellung ist der Lotus-Sitz, bei dem man mit verschränkten Beinen sitzt.

Sie können ebensogut entspannt und aufrecht auf dem Boden oder auch auf einem Stuhl sitzen, nur müssen Sie darauf achten, Ihre Beine gekreuzt zu halten. Schließen Sie die Augen und atmen Sie nicht oberflächlich mit der Brust (Rippenatmung), sondern – in richtigem Rhythmus! – tief in den Bauch (Zwerchfellatmung), so daß er sich hebt und senkt. Atmen Sie 10mal durch die Nase ein und 10mal durch den Mund laut aus. Führen Sie diese Übung jeden Tag frühmorgens bei geöffnetem Fenster oder abends, wenn Sie verspannt von der Arbeit heimkehren, 10mal hintereinander durch. Sie werden trotz des vereinfachten Übungsablaufs schon eine beruhigende und entspannende Wirkung spüren. Wirkliche Erfahrung im Meditieren erhalten Sie aber erst nach ausführlicher Anleitung durch einen Lehrer (→ Bücher, die weiterhelfen, Seite 105).

Ruhig atmen!

Selbstbehandlung mit Homöopathie

Der Begründer der Homöopathie, Samuel Hahnemann (1755 bis 1843), entdeckte bei der Suche nach den Ursachen für die Heilkräfte von Arzneimitteln ein neues Heilprinzip. Seine **Ähnlichkeitsregel** Ähnlichkeitsregel »Simila similibus curentur« (Ähnliches wird mit Ähnlichem geheilt) beruht darauf, daß eine Substanz bei Gesunden genau die Symptome hervorruft, die sie bei Kranken bekämpft. Nach diesem Prinzip testete er Hunderte von Stoffen auf ihre Wirkung. Um eine Giftwirkung zu vermeiden, verdünnte er die Ausgangssubstanzen immer mehr, und mußte feststellen, daß sie auch bei hohen Verdünnungen medizinisch wirksam blieben. Mit diesen stark verdünnten Heilmitteln schuf er eine selbständige Form von Medizin, für **Heilung durch Homöopathie** deren Wirksamkeit eine naturwissenschaftliche Erklärung zwar noch aussteht, die aber durch ihre erstaunlichen Erfolge zahllosen Menschen Heilung bringen konnte. Das Wort Homöpathie stammt aus dem Griechischen *homoios* (= ähnlich) und *pathein* (= empfinden, leiden).

Homöopathische Mittel werden in unterschiedlich starken »Verdünnungen« angeboten, die »Potenzen« genannt werden. Erfolgten die Verdünnungsschritte jeweils im Verhältnis **Potenzierung** von 1:10, spricht man von D-Potenzen (D = Dezimal), beim Verhältnis 1:100 von C-Potenzen (C = Centesimal). Die Zahl hinter dem Buchstaben C oder D gibt die Anzahl der Verdünnungsschritte wieder. Bei der Potenz D30 wurde also 30mal hintereinander im Verhältnis 1:10 verdünnt.

Prinzipiell kann jeder denkbare Stoff zu einem homöopathischen Mittel verarbeitet werden. Selbst Krankheitserreger oder ihre Giftstoffe können wegen der starken Verdünnung gefahrlos eingesetzt werden. Diese Gruppe homöopathi- **Nosoden** scher Mittel nennt man Nosoden, ihr Einsatzgebiet die Nosoden-Therapie. Allen Mitteln ist gemeinsam, daß sie in alkoholischer Lösung meist auf Milchzuckerkügelchen (Globuli) aufgetropft in den Handel kommen.

Homöopathische Mittel in den empfohlenen Potenzen sind frei von Nebenwirkungen, da ihre Wirksamkeit nicht auf der chemisch faßbaren Substanz beruht. Sie regen den Körper vielmehr energetisch dazu an, sein Gleichgewicht zu erreichen und eine Heilung aus eigenen Kräften zu bewirken. Beschwerden wie Kopfschmerzen lassen sich mit Homöopathika gut selbst behandeln, vor allem, wenn gerade kein Arzt erreichbar ist.

● *Was können Sie tun?* Für die Selbstbehandlung Ihrer Kopf- **Das passende** schmerzen müssen Sie das für Sie passende Mittel aus den **Mittel finden** folgenden Beschreibungen heraussuchen. Dazu sollten Sie bereits einiges über Ihre Kopfschmerzen wissen (→ Selbst- beobachtung, Seite 10).

So nehmen Sie Ihr Mittel ein:

Bitte verwenden Sie im Normalfall Mittel in den Poten- zen D4 oder D6 und zwar je nach Darreichungsform täglich 3 x 5 Globuli, 3 x 1 Tablette oder 3 x 5 Tropfen.

Nur wenn Sie eine andere Angabe finden, müssen Sie diese einhalten.

Bei akuten Kopfschmerzen löst man 5 Globuli, 1 Tablette oder 5 Tropfen des gewählten Mittels in einem Glas Wasser auf und trinkt alle 10 Minuten einen Schluck.

Bei Mitteln in der Potenz D30 nimmt man einmal am Tag oder einmal in der Woche 5 Globuli.

Läßt der Kopfschmerz nicht nach 3 Stunden nach, ist das Mittel falsch gewählt. Suchen Sie in diesem Fall einen Therapeuten auf. Nehmen Sie bitte kein Mittel länger als 3 Monate ein!

Alkoholmißbrauch

Nux vomica D6 (5 Globuli): jede Viertelstunde, etwa 3 Stunden lang.

Allergien

Wie schon beschrieben, kann man eine Allergie nur durch die Behandlung der Allergiebereitschaft heilen (→ Seite 26). Dazu muß durch einen Therapeuten der Stoffwechsel reguliert werden. Durch eine pH-Wert-Regulierung können Sie selbst dazu beitragen, eine Übersäuerung des Körpers zu beseitigen (→ Nie wieder sauer, Seite 63)

Alterskopfschmerz

Wählen Sie Ihr Mittel

Ginseng D4 (3 x 1 Tablette täglich): Bei alten, schwachen Menschen mit Durchblutungsstörungen.

Gelsemium D4 (3 x 5 Globuli täglich): Bei alten Menschen mit Schwindelgefühl als Folge von Sklerose.

Augenüberanstrengung

China D6: Kopfschmerzen wechseln mit Bauchschmerzen; Erleichterung durch Bücken; Schmerzen nach Anstrengung, gehen von den Augen aus.

Ruta D6: Druck tief in den Augenhöhlen; Kopfschmerzen nach Überanstrengung der Augen durch Lesen oder Nähen, nach Ermüdung, nach extremem Alkoholmißbrauch.

Halten Sie sich an die Dosierung

Blasenprobleme

Cantharis D4 (3 x 5 Globuli täglich): Bei Brennen beim Wasserlassen.

Berberis D3 (3 x 5 Globuli täglich): Das Blasenmittel.
Dulcamara D6 (3 x 5 Globuli täglich): Folge von nassem Wetter.

Blutdruck ist zu hoch

Aurum metallicum D4 (3 x 1 Tablette täglich): Bei starkem Druck im Kopf; der Kopf ist rot und überhitzt.

Viscum album D4 (3 x 5 Globuli täglich): Bei hohem Blutdruck; man ist schwach und blaß im Gesicht.

Rauwolfia D12 (2 x 5 Globuli täglich): Bei hohem Blutdruck, verbunden mit Angst.

Blutdruck ist zu niedrig

Tropfmischung aus *Arnica D15* und *Veratrum D4*, zu gleichen Teilen (rezeptfrei in der Apotheke). Bei akuten Blutdruckschwankungen oder Schwindelgefühl 10 Tropfen einnehmen.

Wählen Sie Ihr Mittel

Blutmangel → Eisenmangel

Blutzuckerschwankungen

● Selbstbehandlung nur zusätzlich zur ärztlichen Therapie, die dadurch nicht ersetzt werden kann!

Acidum phosphoricum D12 (2 x 5 Globuli täglich): Stärkt die Bauchspeicheldrüse.

Datisca D4 (3 x 5 Globuli täglich): Bei Stoffwechselstörungen; Diabetes.

Halten Sie sich an die Dosierung

Durchfall

Arsenicum album D30 (3 x 5 Globuli täglich): Hauptmittel; gleich zu Beginn des Durchfalls kann man die Gabe halbstündlich 3 x wiederholen, selbst wenn es schon bis zum Erbrechen von Galle oder Schleim gekommen ist. Bewährt auch bei Fleischvergiftungen.

Carbo vegetabilis LM6 (3 x 5 Globuli täglich): Bei Durchfall, der nicht aufhört, mit Kollapsneigung, Kreislaufschwäche und Kältegefühl.

Podophyllum D6 (3 x 5 Globuli täglich): Bei wäßrigem grünen Stuhl, der direkt herausgespritzt kommt, mit viel Blähungen und Magenkoliken. Der Magen ist gegen Berührung und Kleiderdruck äußerst empfindlich. Beschwerden bessern sich durch Zusammenkrümmen.

73

Aloe D6 (3 x 5 Globuli täglich): Bei Blähungen und Schleimabgang.

Uzara D4 (3 x 1 Tablette täglich): Urlaubsdurchfälle.

Chelidonium D3 (3 x 5 Globuli täglich): Begleitend zur Leberentgiftung einnehmen, mindestens 3 Wochen lang.

Eisenmangel

Ferrum phosphoricum D4 oder *Ferrum metallicum D6* (3 x 1 Tablette täglich): Hauptmittel;

Wählen Sie Ihr Mittel

Folsäure (1 x 1 Tablette täglich) und auf jeden Fall *Vitamin B12,* entweder in Brechfläschchen als Vitasprint (trinkbares Vitamin B12) oder, noch wirksamer, als intramuskuläre Injektion (1 x wöchentlich), sowie eine Gabe *Cuprum D6* (3 x 1 Tablette täglich): Diese Mittel verbessern die Verwertung des Eisens aus der Nahrung, denn Eisen wird nur dann resorbiert, wenn genügend Vitamin B12, Folsäure und Spuren von Kupfer vorhanden sind.

Entspannungskopfschmerz (Wochenend-Migräne)

Iris D4 (3 x 1 Tablette täglich): Dieses Mittel vermehrt den Gallefluß; bei einem Gefühl von Einschnürung der Kopfhaut, die rechte Schläfe ist besonders befallen; Kopfschmerzen verbunden mit Übelkeit und galligem Erbrechen; die typischen Kopfschmerzen am Wochenende nach einer anstrengenden Woche.

Halten Sie sich an die Dosierung

Gallenprobleme

Aranea avicularis D6 (3 x 5 Globuli täglich): Bei Krämpfen.

Taraxum D3 (3 x 5 Globuli täglich): Das Gallenmittel.

Hydrastis D6 (3 x 5 Globuli täglich): Bei Gallenkrämpfen.

Gemütsschwankungen

Ignatia D30 (5 Globuli bei Bedarf): Wenn man sich in etwas hineinsteigert.

Agaricus muscarius D30 (5 Globuli bei Bedarf): Kopfschmerzen durch Aufregung; man möchte alles hinschmeißen.

Moschus D30 (5 Globuli bei Bedarf): Kopfschmerzen mit Hysterie verbunden; auch bei sogenannter innerer Hysterie, die sich in innerlichem Flattern zeigt.

Halswirbelsäulen-Syndrom
Menyanthes D4 (3 x 1 Tablette täglich): Kopfschmerzen mit Schwere und Benommenheit; Druck im Kopf von oben nach unten, zusätzlich Trigeminusschmerzen; besser durch harten Druck mit der Hand auf den Kopf, schlimmer beim Treppensteigen; hilft auch zur Stärkung der Magenfunktion und wirkt gegen Krämpfe und Muskelzuckungen.

Herzbeschwerden

Wählen Sie Ihr Mittel

Zincum valerianum D4 (3 x 5 Globuli täglich): Zur Beruhigung.

Passiflora D3 (3 x 5 Globuli täglich) und *Avena sativa D2* (3 x 5 Globuli täglich): Die bewährte Schlafkombination abends vor dem Zubettgehen.

Hunger, Besserung durch Essen
Mandragora D6 (3 x 1 Tablette täglich): Kopfschmerzen pulsierend, drückend, bohrend und stechend, schlimmer beim Bücken; große Müdigkeit, Schwindel, Ohrensausen, Hitzegefühl im Kopf; Trockenheit in Mund und Rachen; pelziges Gefühl im Mund; Verstopfung; Kopfschmerzen, entstanden durch Sonnenbestrahlung vor Gewitter, körperliche Anstrengung; bei leerem Magen, besser durch Essen.

Halten Sie sich an die Dosierung

Phosphorus D12 (2 x 5 Globuli täglich): Brennende Schmerzen; chronischer Blutandrang zum Kopf; Hirnmüdigkeit mit Kältegefühl am Hinterkopf; Schwindel mit Schwäche; Engegefühl in der Stirnhaut, Jucken der Kopfhaut; Haarausfall in großen Büscheln; Entzündung der Schleimhäute; saures Aufstoßen und saurer Geschmack im Mund; Hunger gleich nach dem Essen.

Psorinum D30 (5 Globuli bei Bedarf): Aufwachen in der Nacht durch Kopfschmerzen, wie von einem Schlag auf den Kopf; chronische Kopfschmerzen; Hunger bei den Anfällen; Schwindelgefühl; Gefühl des »Zu-groß-Seins« im Gehirn; dumpfer, pressender Schmerz im Hinterkopf.

Iodum D6 (3 x 1 Tablette täglich): Blutandrang im Kopf und Pulsieren; Schwindelgefühl, das beim Bücken schlimmer wird; Kopfschmerzen bei alten Leuten; Heißhunger mit viel Durst, leeres Aufstoßen.

Hysterische Anfälle
Moschus D30 (3 x 5 Globuli in halbstündlichem Abstand).

Infektion
Homöopathisches Antibiotikum: *Lachesis D12, Echinacea D5* und *Pyrogenium D15,* jeweils 10ml zusammengeben. Am ersten Tag: alle 15 Minuten 5 Tropfen; danach: 3 x 10 Tropfen täglich.

Wählen Sie Ihr Mittel

Krämpfe im Kopfbereich
Cuprum metallicum D6 (3 x 1 Tablette täglich): Bei zusammenziehenden, zusammenschnürenden Schmerzen und heftigem Pulsieren im Kopf; bei ziehenden Schmerzen in der Stirn.

Cuprum aceticum D6 (3 x 1 Tablette täglich): Das Gehirn scheint leer zu sein; Stechen, Klopfen und Brennen in Schläfen und Stirn; Neigung zu Gähnen, Weinen.

Zincum metallicum D4 (3 x 1 Tablette täglich): Bei Kopfschmerzen im Hinterkopf; schon nach geringem Weingenuß; man bewegt automatisch Kopf und Hände; verbunden mit einer Müdigkeit des Gehirns; Kopfschmerzen bei überbeanspruchten Schulkindern, manchmal verbunden mit Angst.

Halten Sie sich an die Dosierung

Kreislaufprobleme
Hoher Blutdruck:
Aurum D4 (3 x 1 Tablette täglich): Bei kräftigen Menschen.

Viscum album D4 (3 x 5 Globuli täglich): Bei schwachen Menschen.

Rauwolfia D12 (2 x 5 Globuli täglich): Bei Angstzuständen.

Niedriger Blutdruck:
Veratrum D4 (3 x 5 Globuli täglich)

Leberbelastung

Kopfschmerzen tief hinter den Augen deuten auf eine Störung der Leber hin.

Cardus marianus D2 (3 x 1 Tablette täglich): Bei Neigung zu Verstopfung.

Chelidonium D4 (3 x 5 Globuli täglich): Bei Neigung zu Durchfall.

Okoubaka D3 (3 x 5 Globuli täglich): Bei normalem Stuhlgang.

Lymphdrüsen sind geschwollen

Hier hilft eine Tropfmischung aus *Lachesis D12*, *Echinacea D5* und *Phytolacca D3*, zu gleichen Teilen vermischt in 30 ml Alkohol oder fertig von der Apotheke. Von dieser Tropfmischung 3 x 10 Tropfen täglich einnehmen.

Wählen Sie Ihr Mittel

Magenprobleme

Robinia D4 (3 x 5 Globuli täglich): Bei Übersäuerung.

Nux vomica D6 (3 x 5 Globuli täglich): Nach übermäßigem Alkoholgenuß.

Schwedenbitter (0,1 Stamperl): Nach zuvielem Essen.

Arsenicum D30 (1 x 5 Globuli täglich): Bei Erbrechen und Durchfall nach falschem Essen.

Halten Sie sich an die Dosierung

Mittelohrentzündung

Otitis media Nosode (1 x 1 Ampulle täglich, 3 Tage lang)

Chamomilla D6 (3 x 5 Globuli täglich)

Ferrum phosphoricum D12 (2 x 5 Globuli täglich)

Nasenbluten, danach Besserung des Kopfschmerzes

Bellis perennis D12 (2 x 5 Globuli täglich): Schmerzen vom Hinterkopf bis zum Scheitel; zusammenschnürendes Gefühl in der Stirn; Schmerz wie von einer Prellung; Schwindel bei älteren Leuten.

Dieses Mittel beeinflußt die Gefäße, es wirkt gegen Krampfadern zum Beispiel in der Schwangerschaft. Ein gutes Mittel überall, wo ein Gefühl der Wundheit besteht.

Glonoinum D6 (3 x 5 Globuli täglich): Blutandrang im Kopf; bei Durchwärmung des Gehirns nach viel Hitze; Verwirrung mit Schwindelgefühl; der Kopf ist schwer, kann aber nicht aufs Kissen gelegt werden; Sonnenstichfolgen; pulsierender Kopfschmerz; zusammenziehende Neuralgie in Kopf und Gesicht; ein enormes Vergrößerungsgefühl, als ob der Schädel zu klein für das Gehirn sei; Reizbarkeit; drohender Schlaganfall; Kopfschmerzen werden durch Sonne schlimmer.

Mellilotus D6 (3 x 1 Tablette täglich): Kopfschmerzen mit Übelkeit, Würgen, Erbrechen; Völlegefühl im ganzen Kopf; Druckgefühl über den Augen; Pulsieren in der Stirn; Wellengefühl im Gehirn; schwarze Punkte vor den Augen; Blässe, Hände und Füße kalt, Erleichterung durch Nasenbluten oder Mensesfluß; auch bei Blutandrang und Blutungen hilft dieses Mittel.

Wählen Sie Ihr Mittel

Nasenbluten in Pubertät und Klimakterium
Crocus D4 (3 x 1 Tablette täglich): Hämmernde und pulsierende Schmerzen im Klimakterium und während der Menses; Gefühl in den Augen wie nach heftigem Weinen oder als ob Rauch hineingekommen wäre; dunkel-klumpiges Nasenbluten. Dieses Mittel eignet sich auch bei hartnäckiger Verstopfung und Verstopfung bei Kindern.

Nierenprobleme
Apis D4 (3 x 5 Globuli täglich): Bei zusätzlicher Entzündung.

Solidago D2 (3 x 5 Globuli täglich): Das Nierenmittel.

Phosphor D12 (2 x 5 Globuli täglich): Gegen Blutungen.

Halten Sie sich an die Dosierung

Regelstörung
● Diese Mittel nicht in der Schwangerschaft einnehmen!

Aristolochia D12 (2 x 5 Globuli täglich): Schmerzen werden an der frischen Luft und durch kühle Umschläge besser, schlimmer beim Bücken und nach der Regel; bei Regelkrämpfen und Bauchschmerzen vor der Regel; Besserung durch das Ausbrechen eines Schnupfens.

Pulsatilla D4 (3 x 5 Globuli täglich): Wandernde Stiche im Kopf, Schmerzen strahlen auf Gesicht und Zähne aus: Schwindel; bei Überarbeitung mit Tränenfluß; man sucht frische Luft, ist launisch, durstlos und fröstelt.

Sepia D12 (2 x 5 Globuli täglich): Schwindel mit dem Gefühl, als ob etwas herumrollt; stechender Schmerz von innen nach außen und abwärts, besonders links an der Stirn; Übelkeit, Erbrechen; schlimme Kopfschmerzattacken bei Regendurchbruch; Kältegefühl, selbst im warmen Zimmer; pulsierender Kopfschmerz im Kleinhirn (etwa am Übergang Schädel-Wirbelsäule); nach Aufregung.

Wählen Sie Ihr Mittel

Schwäche durch Flüssigkeitsverlust
China D4 (3 x 1 Tablette täglich): Zusammen mit nervöser Reizbarkeit; ein Gefühl, als ob das Gehirn hin- und herbalanciert; spastische, zusammenziehende Kopfschmerzen mit intensivem Pulsieren; schwindlig beim Gehen; die Kopfhaut ist empfindlich beim Kämmen.

Sodbrennen
Robinia D4 (jede Viertelstunde 1 Tablette): Hauptmittel bis zum Verschwinden der Beschwerden; sonst Calciumpräparate je nach dem Konstitutionsmittel (→ Seite 64).

Halten Sie sich an die Dosierung

Magnesium phosphoricum D6 (3 x 1 Tablette täglich): Gefühl des Nach-vorn-Fallens beim Augenschließen; Schluckauf mit Würgen, tag und nacht Durst auf sehr kalte Getränke, Schwindel bei Bewegung.

Alumina D6 (3 x 5 Globuli täglich): Schleimhäute trocken.

Überanstrengung
Argentum metallicum D30 (5 Globuli täglich): Bei Neuralgie; Kopfhaut sehr empfindlich; Schwindel; dicke, rote Augenlider; Schmerzen in den Gesichtsknochen zwischen dem linken Auge und dem Stirnhöcker.

Argentum nitricum D12 (2 x 5 Globuli täglich): Bei Kopfschmerzen mit Kälte und Zittern; Gefühl der Ausdehnung; Hirnmüdigkeit mit allgemeiner Schwäche; Schwindel mit Summen in den Ohren und nervösen Beschwerden; Vergrößerungsgefühl im Auge; besser durch Bandagieren oder Druck; Verlangen nach Süßigkeiten; Hitzeunverträglichkeit; durch emotionale Störungen ausgelöste Migräne; Kopfschmerzen durch geistige Überanstrengung, Tanzen.

Verletzungen

Arnica D12 (2 x 5 Globuli täglich): Das erste Verletzungsmittel ist immer Arnica, sowohl bei stechenden Kopfschmerzen als auch vorbeugend nach einer Verletzung, damit es nicht zu Kopfschmerzen kommt.

Hypericum D6 (3 x 5 Globuli täglich): Das Gehirn fühlt sich an wie zusammengedrückt; der Schmerz sitzt eher auf der rechten Gesichtshälfte; auch bei Gesichtsneuralgien, Zahnschmerzen, Augen- und Ohrenschmerzen.

Wählen Sie Ihr Mittel

Ruta D6 (3 x 5 Globuli täglich): Ruta ist das dritte Verletzungsmittel, es stärkt die Elastizität der Gefäßwände.

Bei Verletzungen kann man auch eine Tropfmischung nehmen: *Arnica D12, Ruta D6* und *Hypericum D4* (je 10 ml entnehmen und mischen). Bei akuter Verletzung alle 10 Minuten 5 Tropfen einnehmen, circa 3 Stunden lang.

Verstopfung

Aloe D2 (3 x 1 Tablette täglich) und Rheum D2 (3 x 1 Tablette täglich): schnelle Hilfe.

Halten Sie sich an die Dosierung

Plumbum metallicum D12 (2 x 5 Globuli täglich): Bei Kolik mit eingezogenem Bauch.

Alumina D6 (3 x 5 Globuli täglich): Verstopfung ohne jeglichen Drang; auch bei trockenen Stühlen.

Sepia D12 (2 x 5 Globuli täglich): Gefühl einer Kugel im Enddarm; auch bei großen, harten Stühlen.

Nux vomica D6 (3 x 5 Globuli täglich): Nach nervlicher Belastung.

Wachstum ist zu schnell

Acidum phosphoricum D12 (2 x 5 Globuli täglich): Bei allgemeiner Schwäche; geistiger, körperlicher und nervlicher Erschöpfung; bei jungen Leuten, die rasch wachsen und

Wählen Sie Ihr Mittel

geistig oder körperlich überfordert sind; ein gutes Mittel für die zusätzliche Behandlung bei Diabetes und allgemein zur Stärkung der Bauchspeicheldrüse.

Acidum nitricum D12 (2 x 5 Globuli täglich): Wenn der pH-Wert morgens nüchtern über 7 liegt.

Calcium phosphoricum D12 (2 x 5 Globuli täglich): Geeignet für Kinder, die zu schnell gewachsen sind, und Knochenschmerzen oder ein schwaches Rückgrat haben; bei Schul-Kopfschmerz.

Wetterfühligkeit

Rhododendron D6 (3 x 1 Tablette täglich): Nicht nur bei föhnbedingten Kopfschmerzen, sondern auch bei rheumatischen Beschwerden aufgrund von Wetterwechsel.

Bachblüten richtig einsetzen

Hilfreich für die Seele

Falls Ihre Kopfschmerzen oder Ihre Migräne als Folge einer psychischen Belastung oder eines Schockerlebnisses aufgetreten sind, können Sie mit Bachblüten selbst viel regulieren. Ich möchte Ihnen deshalb diese Methode kurz vorstellen.

Die Bachblüten sind nach ihrem Entdecker benannt, dem englischen Arzt Dr. Edward Bach, der von der Absicht beseelt war, eine einfache und von jedem durchführbare Behandlungsmethode zu finden. Dank seiner großen Sensibilität entwickelte er ein ungewöhnliches Gespür für wirksame Pflanzen und Pflanzenteile. Interessanterweise stieß er dabei fast ausschließlich auf wildwachsende, ungiftige und bis dahin kaum beachtete Unkräuter.

Bachblüten können Sie als selbständige Therapie zur Behandlung psychischer Probleme einsetzen. Sie sind aber auch eine hervorragende Zusatzbehandlung zu jeder anderen Therapie, wenn es darum geht, einen seelischen Ausgleich zu erreichen. Für jede psychische Störung, sei es Angst, Schwäche, Hyperaktivität, Unsicherheit, geistige oder körperliche Erschöpfung, gibt es eine geeignete Blüte.

Auch als Zusatzbehandlung

Es gibt 38 englische Bachblüten, die auf das Gemüt und die Psyche des Menschen einwirken, die 39. ist ein Blütengemisch, die Schockblüte »Rescue remedy« (auch Notfall-Tropfen oder Erste-Hilfe-Tropfen genannt). Alle Bachblüten tragen eine Nummer, die entsprechend ihrer Reihenfolge im Alphabet vergeben wurde, und die zur eindeutigen Identifizierung der Mittel neben den doch recht ungewöhnlichen Namen dient.

Finden Sie »Ihre Blüte«

● *Was können Sie tun?* Befassen Sie sich in Ruhe mit den folgenden Beschreibungen der einzelnen Blüten, versuchen Sie, anhand der angegebenen Einsatzgebiete die Blüte zu finden, die Ihnen momentan helfen kann. Vom Therapeuten oder in der Apotheke erhalten Sie bereits fertige Verdünnungen. Nehmen Sie davon täglich 3 x 5 Tropfen zu sich, bis die Symptome verschwunden sind.

Dosierung

Bei Blockaden

7 Chestnut But (Knospe der Roßkastanie): Man macht immer wieder die gleichen Fehler, weil man seine Erfahrungen nicht wirklich verarbeitet und nicht daraus lernt.

9 Clematis (Weiße Waldrebe): Man zeigt wenig Aufmerksamkeit für das, was um einen herum vorgeht und ist mit seinen Gedanken ganz woanders.

12 Gentian (Herbstenzian): Man ist skeptisch, zweifelnd, pessimistisch und leicht entmutigt.

13 Gorse (Stechginster): Man ist ohne Hoffnung, hat resigniert und das Gefühl, alles habe keinen Zweck mehr.

Wählen Sie Ihr Mittel

15 Holy (Stechpalme): Man ist gefühlsmäßig irritiert, empfindet Eifersucht, Mißtrauen, Haß und Neidgefühle, blockiert dadurch die Chakren und den Energiefluß, was Migräne auslösen kann.

16 Honeysuckle (Geißblatt): Man sehnt sich nach Vergangenem oder bereut Vergangenes. Man lebt nicht in der Gegenwart.

21 Mustard (Wilder Senf): Perioden tiefer Traurigkeit kommen und gehen plötzlich und ohne erkennbare Ursache.

28 Scleranthus (Einjähriger Knäuel): Man ist unschlüssig, sprunghaft und innerlich unausgeglichen. Die Meinung oder Stimmung kann von einem Moment zum anderen wechseln.

Bei Infektion

10 Crab Apple (Holzapfel): Man fühlt sich innerlich oder äußerlich beschmutzt, unrein oder infiziert und ist pedantisch.

Bei Machtstreben

8 Chicory (Wegwarte): Man erwartet von seiner Umgebung die volle Zuwendung und verhält sich sehr besitzergreifend.

32 Vine (Weinrebe): Man will als starke Persönlichkeit dominieren, ist ehrgeizig und will unbedingt seinen Willen durchsetzen.

Wählen Sie Ihr Mittel

Bei Schock

Rescue remedy (Erste-Hilfe-Tropfen, Essenzkombination aus Kirschpflaume, Waldrebe, Springkraut, Gelbem Sonnenröschen und Doldigem Milchstern): Man ist durch erschreckende oder schockierende Erlebnisse aus dem Gleichgewicht gekommen oder innerlich angespannt, weil Aufregendes bevorsteht. Bei Kopfschmerzen durch Schock oder schockähnliche Erlebnisse.

Bei Streß und Überforderung

3 Beech (Rotbuche): Man verurteilt andere ohne jedes Mitgefühl, ist überkritisch und wenig tolerant.

6 Cherry Plum (Kirschpflaume): Es fällt einem schwer, innerlich loszulassen; man hat Angst vor seelischen Kurzschlußhandlungen und unbeherrschten Temperamentsausbrüchen.

11 Elm (Ulme): Man hat vorübergehend das Gefühl, seiner Aufgabe nicht gewachsen zu sein.

17 Hornbean (Weißbuche): Man glaubt, man wäre zu schwach, um die täglichen Pflichten zu bewältigen, schafft es dann aber doch.

22 Oak (Eiche): Man fühlt sich als Kämpfer, der trotz Niedergeschlagenheit und Erschöpfung tapfer weitermacht und nie aufgibt.

23 Olive (Olive): Man fühlt sich ausgelaugt, alles ist einem zuviel. Man ist körperlich und geistig erschöpft.

26 Rock Rose (Gelbes Sonnenröschen): Man ist in innerer Panik und erfüllt von Terrorgefühlen.

29 Star of Betlehem (Doldinger Milchstern): Der Seelentröster, wenn man eine Erschütterung seelisch oder körperlich noch nicht verkraftet hat.

**Wählen Sie
Ihr Mittel** *30 Sweet Chestnut* (Edelkastanie): Man glaubt, die Grenzen dessen, was ein Mensch ertragen kann, seien nun erreicht, und empfindet eine innere Ausweglosigkeit.

31 Vervain (Eiskraut): Im Überreifer, sich für eine gute Sache einzusetzen, treibt man Raubbau mit seinen Kräften, ist reizbar bis fanatisch.

34 Water Violet (Sumpfwasserfeder): Man fühlt sich innerlich isoliert und empfindet Überlegenheitsgefühle.

Bei Unterdrücken und Verdrängen

1 Agrimony (Odermenning): Man versucht, quälende Gedanken und innere Unruhe hinter einer Fassade von Fröhlichkeit und Sorglosigkeit zu verbergen. Die aufgestauten Probleme rufen Kopfschmerz hervor.

4 Centauri (Tausendgüldenkraut): Man kann nicht nein sagen, hat wenig eigenen Willen und reagiert zu sehr auf die Wünsche anderer, bis man krank wird (auch Kopfschmerz).

25 Red Chestnut (Rote Kastanie): Man macht sich mehr Sorgen um das Wohlergehen anderer Menschen als um das eigene.

27 Rock Water (Quellwasser vom Mount Shasta): Man ist hart zu sich selbst, hat strenge oder starre Ansichten und unterdrückt vitale Bedürfnisse.

33 Walnut (Walnuß): Man läßt sich verunsichern, ist beeinflußbar und wankelmütig während der entscheidenden Phasen eines Neubeginns im Leben.

Bei Verspannung

2 Aspen (Zitterpappel): Man hat unerklärliche, vage Ängste und Vorahnungen. Man fürchtet sich insgeheim vor irgendeinem drohenden Unheil.

14 Heather (Blauheide): Man ist selbstbezogen, völlig mit sich beschäftigt und braucht viel Publikum. Man hat Bedürfnisse wie ein Kleinkind.

15 Cerato (Bleiwurz): Man hat zuwenig Vertrauen in die eigene Meinung.

Wählen Sie Ihr Mittel

18 Impatiens (Drüsentragendes Springkraut): Man ist ungeduldig, leicht gereizt und zeigt überschießende Reaktionen.

19 Larch (Lärche): Man hat Minderwertigkeitskomplexe, mangelndes Selbstvertrauen, erwartet immer Fehlschläge.

20 Mimulus (Gefleckte Gauklerblume): Man ist schüchtern, furchtsam und selbst in kleinen Dingen überängstlich.

24 Pine (schottische Kiefer): Man macht sich Vorwürfe und hat Schuldgefühle.

35 White Chestnut (Weiße Kastanie): Gedanken, die man nicht wieder los wird, kreisen unaufhörlich im Kopf. Man führt innere Selbstgespräche und Dialoge.

36 Wild Oat (Waldtrespe): Man ist sich nicht klar über seine Zielvorstellungen und innerlich unzufrieden, weil man seine Lebensaufgabe nicht findet.

37 Wild Rose (Heckenrose): Man fühlt sich apathisch, teilnahmslos und gibt innerlich auf.

38 Willow (Gelbe Weide): Man ist verbittert, voller Groll und fühlt sich als Opfer des Schicksals.

Ordnen Sie Ihre Lebensweise

Unser »geruhsamer« Alltag

Kopfschmerzen sind manchmal ein Warnzeichen dafür, daß der Organismus überfordert ist, und man durch seinen Lebensstil den Körper zu sehr unter Streß setzt. Wie viele Leute stehen frühmorgens auf und hetzen ohne Frühstück aus dem Haus! Vielleicht reicht die Zeit gerade noch für einen Kaffee, der den ganzen Tag »sauer« macht, und für das Rauchen einer Zigarette, nicht aber dafür, den Darm in Ruhe zu entleeren. Im Geschäft oder im Büro bleibt meist auch wenig Zeit zum Essen, stattdessen wird wieder geraucht und Kaffee getrunken, um munter zu bleiben. Am Abend werden eilig ein paar Besorgungen gemacht, es wird üppig gegessen, womöglich in einem verrauchten Lokal, und Alkohol getrunken. Irgendwann um Mitternacht oder später kommt man dann zum Schlafen.

Wie sieht Ihr Tag aus?

In unserer Wohlstandsgesellschaft entspricht dieses oder ein ähnliches Szenario dem typischen Tagesablauf eines Berufstätigen. Doch warum reagiert der Körper auf eine solche Lebensweise mit Kopfschmerzen? Was ist falsch daran, wenig zu schlafen, erst spät ins Bett zu gehen und den ganzen Tag unter Streß zu stehen?

Dazu ein kleiner »Ausflug« ins vegetative Nervensystem, dessen Tätigkeit durch zwei entgegengesetzt arbeitende Teile, die Gegenspieler Sympathikus und Parasympathikus, bestimmt wird.

Unbewußt ablaufende Reaktionen

Der Streß unserer Lebensführung·beeinflußt das vegetative Nervensystem, den Teil unseres Nervensystems, der arbeitet, ohne daß es uns bewußt wird. Während der Streßphasen blockiert das vegetative Nervensystem die Arbeit einiger innerer Organe. Wird dieses System über längere Zeit überfordert, erkranken wir.

Aktive Phasen

Morgens nach dem Aufstehen beginnt der *Sympathikus* aktiv zu werden, also der Teil des vegetativen Nervensystems, der für die aktiven Phasen zuständig ist. Er beschleunigt Herzschlag und Atmung und sorgt dafür, daß der Blutdruck steigt. Nun werden Drüsentätigkeit, Darmbewegung, Blasen- und Darmentleerung gehemmt, und die Pupillen erweitern sich – der Mensch ist für den Tag vorbereitet.

Passive
Phasen

Der *Parasympathikus* ist für Entspannung zuständig. Seine Hauptaktivität beginnt erst am Abend, dafür bleibt sie über die ganze Nacht bestehen. Der Parasympathikus verlangsamt den Rhythmus des Herzschlags und die Atmung. Dafür werden Drüsentätigkeit und Peristaltik (Darmbewegung) in Gang gebracht. Unter seinem Einfluß kommt es zur Entleerung von Blase und Darm, die Sexualität, zum Beispiel die Erektion beim Mann, wird angeregt, und die Pupillen werden verengt. Damit ist der Mensch für die Nacht und den Schlaf vorbereitet!

Können Sie abends nicht einschlafen, überwiegt der Einfluß des Sympathikus und das Parasympathikus-System ist zu schwach. Kommen Sie aber frühmorgens nicht aus dem Bett, ist es genau umgekehrt. Optimal ist ein zeitlich und der Stärke nach ausbalanciertes Gleichgewicht der beiden Teile des vegetativen Nervensystems. Sind sie jedoch nicht im Gleichgewicht, kommt es zu einer seelischen Störung, die der Mediziner vegetative Dystonie nennt. Sie macht sich durch Zittern, Nervosität, Kreislauf- und Herzprobleme, Schwindel und Kopfschmerzen bemerkbar und ist eine typische Folge von zu großer Belastung, zu vielem Rauchen und Streß.

Gleichgewicht
anstreben

Auch die Organuhr (→ Seite 16) spielt beim Tagesablauf eine wichtige Rolle. In der Aktivitätszeit des Darms, also zwischen 5 und 7 Uhr, sollte die Darmentleerung erfolgen. Zwischen 7 und 9 Uhr ist der Magen aktiv, die beste Zeit für ein ordentliches Frühstück. Von 13 bis 15 Uhr ist die Zeit des Dünndarms gekommen. Nehmen Sie eine halbe Stunde vorher, also zwischen 12.30 und 14.30 Ihr Mittagessen zu sich, ist eine gute Verdauung gewährleistet. Die beste Zeit für die Liebe ist zwischen 19 und 21 Uhr, wenn die aktivste Zeit für Kreislauf und Sexualität gekommen ist. Begeben Sie sich zur Ruhe, wenn zwischen 21 und 23 Uhr die Drüsen ihre Arbeit aufnehmen, um für Entspannung und Erholung zu sorgen.

● *Was können Sie tun?* Leben Sie nach den Regeln, die Ihnen Ihr Körper über das vegetative Nervensystems vorgibt. Menschen, die sich nicht an ihre »innere Uhr« halten, leiden weit häufiger unter vegetativen Störungen und psychosomatischen Erkrankungen. Zu den »Spielregeln« der inneren Uhr

Nach der
»inneren Uhr«
richten

gehört nicht nur, den Wach-Schlaf-Rhythmus einzuhalten, sondern auch die Eßgewohnheiten darauf einzustellen. Viele Menschen fühlen sich im Urlaub nur deshalb so gut, weil sie ihren Tagesablauf mehr nach ihren inneren Bedürfnissen ausrichten können. Beobachten Sie sich selbst über einige Tage und vergleichen Sie mit der Organuhr. Wenn die Hauptaktivität Ihrer Organe mit den Zeiten der Organuhr übereinstimmt, leben Sie im biologischen Rhythmus.

Die Signale des Körpers beachten

● *Wie kann ein Mustertag aussehen?* Stehen Sie zwischen 7 und 8 Uhr auf und gehen Sie möglichst bald zur Toilette. Zwischen 8 und 9 Uhr Frühstücken: eine Tasse Tee, möglichst Kräutertee, und Brot mit etwas Butter und Käse oder Müsli mit Joghurt. Um 11 Uhr etwas Obst und eventuell eine Tasse Kaffee, wenn möglich Espresso. Mittagessen um 13 Uhr: eine warme Suppe und danach ein Hauptgericht. Zwischen 15 und 16 Uhr eine Kleinigkeit essen und dann etwa gegen 19 Uhr abends ein leichtes Abendessen.
Besonders wichtig ist es, jeden Tag mindestens eine Stunde spazierenzugehen oder Sport zu treiben. Sorgen Sie am Abend dafür, daß Sie zur Ruhe kommen und zwischen 22 und 23 Uhr einschlafen können. Der Durchschnittsmensch braucht 7 bis 8 Stunden Schlaf täglich.

»Probieren geht über Studieren!«

Was bringt eine Diät?

Über Diäten wird so viel geschrieben, daß viele Menschen nicht wissen, welchen der oft widersprüchlichen Aussagen sie glauben sollen. Bitte bedenken Sie, daß jeder Mensch ein Individuum ist, individuell reagiert und eigentlich eine eigene Diät bräuchte. Deshalb ist es so schwierig, für alle Menschen passende Ratschläge zu geben. Dazu kommt, daß es keine Ernährung gibt, die unter allen Bedingungen absolut gesund oder ungesund ist. Je nach Gesundheitszustand oder Krankheitsbild kann in einem Fall gesund sein, was im anderen Fall schädlich wirkt. Selbst eine individuell abgestimmte Diät muß sich also auch nach Ihrem augenblicklichen Gesundheitszustand richten. Schließlich möchte ich besonders hervorheben, daß keine Art von Diät eine nötige Behandlung

Abstimmen auf eigene Bedürfnisse

ersetzen kann, es sei denn, die Krankheitsursache beruht auf falscher Ernährung. Nur wenn eine Heilung unmöglich ist, beispielsweise bei der Zuckerkrankheit (Diabetes) oder bestimmten Erbkrankheiten, bleibt zur Linderung der Beschwerden eine Diät als sinnvolles Mittel. In allen anderen Fällen wird eine geeignete Therapie die Einhaltung einer Diät überflüssig machen.

Wann eine Diät sinnvoll ist

Das soll nicht heißen, daß es bei der Ernährung nichts zu beachten gibt. Einige Richtlinien sind so allgemeingültig, daß sie in jedem Fall eingehalten werden sollten. Speziell für Kopfschmerzen als Folge von Nahrungsmittelallergien gilt:

Daran sollten Sie sich halten

Verboten	Erlaubt
Kuhmilch	Sojamilch, Ziegen- und Stutenmilch, Milchprodukte, Sahne, Kefir
Konservierungsstoffe, Farbstoffe, Emulgatoren	da oft unvermeidbar: kinesiologisch austesten
Zucker und Süßigkeiten	Fruchtzucker, Honig
Fleisch und Wurst, Schweinefleisch	Fisch, Pute, Hähnchen, Kalbfleisch, eventuell Rindfleisch

Die wichtigste »Diätmaßnahme«: Wenig essen!

Energiezentren des Menschen: die Chakren

Um die Chakrenlehre verstehen zu können, müssen Sie sich mit dem Begriff Energie etwas näher anfreunden. Energie ist die jedem Ding innewohnende Kraft, gleichgültig, ob es sich um Strahlung, tote Materie oder ein Lebewesen handelt. Das **Alles Leben** Leben auf unserer Erde ist auf die ständige Zufuhr von Ener- **ist abhängig** gie aus dem Universum, vor allem von der Sonne, angewie- **von Energie** sen. Die Energie trifft in Form von energiereicher Strahlung (zum Beispiel Licht) ein und wird beispielsweise von Pflanzen zur Herstellung energiereicher Nährstoffe verwendet. Davon leben letztlich alle Tiere und der Mensch. Einfach ausgedrückt, ist alles Leben auf der Erde von einem ständigen Energiefluß abhängig.

Die Chakrenlehre beschäftigt sich mit allen Energieformen beim Menschen. Sie kennt sieben besondere Energiezentren, die Chakren genannt werden (→ Grafik Seite 91).

Das Wort Chakra bedeutet Rad, womit ausgedrückt wird, daß sich diese Energiezentren in einer ständig kreisenden **In ständig** Bewegung befinden. Durch die Drehbewegung der Chakren **kreisender** wird, einem Strudel vergleichbar, Energie entweder angezo- **Bewegung** gen und in das Innere der Chakren gesogen oder, bei entgegengesetzter Drehrichtung, nach außen geschleudert und abgegeben.

Jedes Chakra hat seine eigene Drehrichtung, doch ist die Drehrichtung gleicher Chakren bei Mann und Frau immer entgegengesetzt. Eine Rechtsdrehung bedeutet Abgabe von Energie und ist Ausdruck der männlichen Komponente Yang, die Wille und Aktivität symbolisiert, bei einer Verkehrung ins Negative aber Aggressivität und Gewalt. Die Linksdrehung zieht Energie an, ist Ausdruck der weiblichen Komponente Yin und repräsentiert Empfindlichkeit und Einverständnis, in der negativen Variante Schwäche.

Bedeutung Welche praktische Bedeutung haben nun Chakren für uns **für unsere** und unsere Gesundheit? Die Chakren nehmen genau die **Gesundheit** Energien aus unserer Umgebung auf, die ihrer eigenen Frequenz entsprechen. Unterschiedliche Chakren sind demnach für unterschiedliche Energien empfänglich und zuständig.

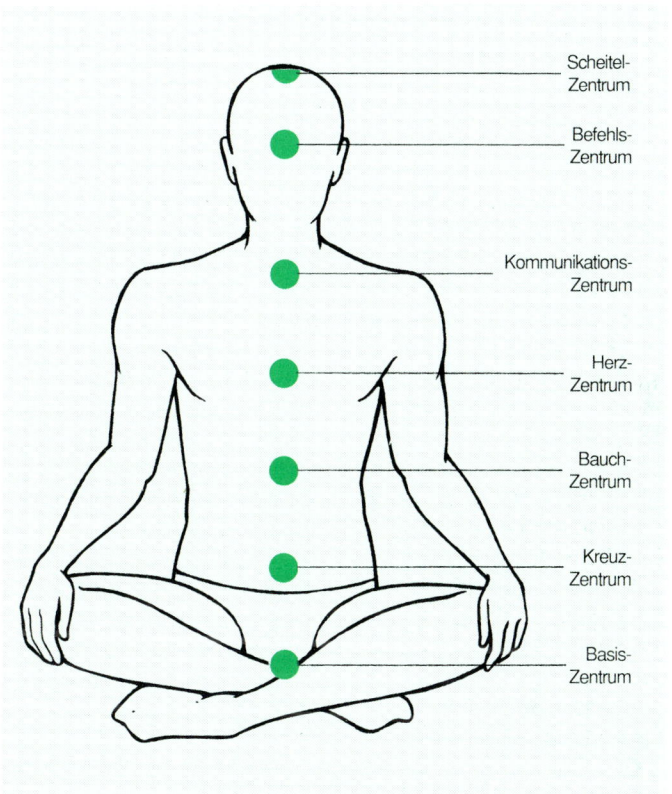

Scheitel-
Zentrum

Befehls-
Zentrum

Kommunikations-
Zentrum

Herz-
Zentrum

Bauch-
Zentrum

Kreuz-
Zentrum

Basis-
Zentrum

Die sieben Energiezentren (Chakren) des Menschen

Über die Chakren geben wir überschüssige Energien ab und füllen Energiedefizite wieder auf.

Gleichgewicht anstreben

Der Austausch von Energien ist für unsere Gesundheit von großer Bedeutung, da sie sowohl durch Ernergiefülle als auch durch Energiemangel beeinträchtigt wird.

Dies ist wahrscheinlich der Weg, wie Heilschwingungen übermittelt werden, und wie wir Menschen Situationen und sogar Materie im »positiven« oder im »negativen« Sinn beeinflussen können.

Für den ungehinderten Austausch von Energie ist Voraussetzung, daß die Chakren dafür völlig geöffnet sind. Dies ist jedoch nicht immer der Fall. Wir haben gelernt, durch die Art unserer Öffnung für andere Menschen den Energieaustausch mit ihnen zu steuern. Es kommt auch vor, daß ein Chakra oder gar mehrere Chakren »blockiert« sind. Dieser Zustand tritt zum Beispiel bei länger anhaltender Angst ein, die ein inneres Zusammenziehen, eine Verkrampfung oder Blockade hervorruft, durch die es zu Kopfschmerzen kommt.

Austausch durch Öffnen

● *Was können Sie tun?* Zur Wiederherstellung Ihrer Gesundheit ist es nicht nur bei Kopfschmerzen und Migräne sinnvoll, eventuelle Blockaden der Chakren aufzulösen. Nur ein Mensch, dessen Chakren alle geöffnet sind, lebt vollkommen gesund und in Harmonie. Prinzipiell können Sie mit Hilfe des kinesiologischen Muskeltests (→ Seite 65) herausbekommen, welches Chakra betroffen ist. Da dies aber meist sehr schwierig ist, werden Sie dazu besser die Hilfe eines Therapeuten in Anspruch nehmen (→ Adressen, die weiterhelfen, Seite 103). Aktivieren Sie Ihr blockiertes Chakra mit Hilfe von Farbtherapie (→ Seite 95) oder Edelsteintherapie (→ Seite 97), bis es sich öffnet. Verwenden Sie dazu die richtige Farbe oder den richtigen Stein:

Blockaden auflösen

Erstes Chakra (Basis-Zentrum): Farbe rot; Steine: Blutstein oder Hämatit, Achat, Blutjaspis (grünrot), Granat, rote Koralle, Rubin.

Zweites Chakra (Kreuz-Zentrum): Farbe orange; Steine: Karneol, Mondstein.

Drittes Chakra (Bauch-Zentrum): Farbe gelb; Steine: Tigerauge, Bernstein, Edeltopas, Zitrin.

Chakren, Farben, Steine

Viertes Chakra (Herz-Zentrum): Farbe grün und rosa; rosa Steine: Rosenquarz, Turmalin, Kunsit; grüne Steine: Smaragd, Jade.

Fünftes Chakra (Kommunikations-Zentrum): Farbe hellblau und silber; Steine: Aquamarin, Türkis, Chalcedon.

Sechstes Chakra (Befehls-Zentrum): Farbe indigoblau; Steine: Lapislazuli, indigoblauer Saphir, Sodalit.

Siebtes Chakra (Scheitel-Zentrum): Farbe violett, weiß und gold; Steine: Amethyst (violett), Bergkristall (weiß).

Aromatherapie

Das Ausgangsmaterial für die Aromatherapie sind ätherische Öle, die man auch als »Seele« oder »Hormone« der Pflanzen bezeichnet. Es sind stark riechende, leicht flüchtige Stoffe, wie wir sie zum Beispiel von Eukalyptus-Bonbons oder von Kräutern her kennen. Pflanzen produzieren ätherische Öle, um sich vor Krankheiten zu schützen, um Insekten abzuwehren und zur Beeinflussung von Wachstum und Fortpflanzung. Ätherische Öle sind in jeder pflanzlichen Nahrung enthalten. Sie sind für das Gewebe des Menschen meist harmlos, trotzdem können manche sogar virale und bakterielle Keime töten. Sie heilen Wunden, konservieren Fleisch und verlangsamen Fäulnisprozesse. Ätherische Öle fördern die natürliche Heilung, indem sie die körpereigenen Abwehrmechanismen anregen und stärken. Werden sie als Parfüm oder Massageöl verwendet, regen sie durch ihren angenehmen Duft die Geruchsfelder im Gehirn an und beeinflussen damit zum Beispiel Emotionen, Gedächtnis, Sexualtrieb, Intuition.

Ätherische Öle

Gerüche helfen uns bei der Auseinandersetzung mit der Umwelt. Sie warnen uns vor verdorbenen Lebensmitteln, helfen bei der Wahl der richtigen Speisen und können gute wie schlechte Erinnerungen wachrufen: Manchen Leuten wird es zum Beispiel allein vom Geruch in einem Krankenhaus schon schlecht. Gerüche können starke Empfindungen auslösen, beispielsweise der Geruch eines Menschen, der einem unangenehm ist. »Ich kann ihn nicht riechen« wird man dann vielleicht sagen und mit dieser sprachlichen Formulierung bereits den Grund für die Abneigung verraten. Gerüche beeinflussen uns intensiv und vor allem unbewußt, deshalb können wir uns ihrer Wirkung nur selten entziehen.

Geruch und Empfindung

Bei der Aromatherapie macht man sich das Wissen um die Wirkung von Geruchsstoffen zunutze. Wegen des direkten und starken Effekts auf Gehirn und seelischen Zustand kann man Duftstoffe zur Beruhigung und Entspannung einsetzen, und so auch gesundheitliche Beschwerden, zum Beispiel Kopfschmerzen, die auf Anspannung oder Streß beruhen, beseitigen. Zu diesem Zweck trägt man ätherische Öle ganz gezielt an bestimmten Stellen der Haut auf.

Duftstoffe und ihre Wirkung

Ätherische Öle sind lange haltbar, verdampfen aber leicht und werden von Licht und extremen Temperaturen geschädigt. Man muß sie deshalb in dunklen Flaschen an einem mäßig warmen Platz aufbewahren. 25 ätherische Öle sind auf dem Markt, die man sich je nach Beschwerden aussuchen kann.

Selbst auswählen

● *Was können Sie tun?* Bei Kopfschmerzen sind die Essenzen Kamille, Majoran, Pfefferminze, Rose und Rosmarin am hilfreichsten. Informieren Sie sich aber bitte auch über die Wirkungsweise anderer Öle (→ Bücher, die weiterhelfen, Seite 105).

Eine andere Anwendungstechnik ist, in einer Duftlampe ätherische Öle verdampfen zu lassen. Gerade bei Kopfschmerzen und Migräne, vor allem, wenn sie die Folge einer angespannten Situation sind, ist diese Methode günstig. Suchen Sie dazu aus den beschriebenen ätherischen Ölen das für Sie geeignete aus und füllen Sie es in eine Duftlampe. Atmen Sie den Duft langsam ein und machen Sie dazu Entspannungsübungen (→ Yoga, Seite 68). Zusätzlich können Sie mit dem Öl die schmerzenden Partien einreiben.

Duftlampe

Bäder

In ätherischen Ölen kann man auch baden. Verwenden Sie dabei aber nur kleine Mengen: 1 Tropfen des ätherischen Öls auf 1 oder 2 Eßlöffel Pflanzenöl Ihrer Wahl. Von diesem Gemisch aus ätherischem Öl und Pflanzenöl werden in eine Badewannenfüllung 10 Tropfen gegeben. Höhere Konzentrationen reizen die Schleimhäute.

Mit Farbe heilen

Farben beeinflussen unser ganzes Leben, obwohl wir sie oft gar nicht bewußt wahrnehmen. Mehr unbewußt sehnen wir uns danach, wenn wir uns in Urlaubsträumen weißen Schnee beim Skifahren, einen blauen Himmel mit strahlendgelber Sonne, eine grüne Wiese mit bunten Blumen oder einen sandfarbenen Strand und das blaue Meer herbeiwünschen. Manche Farben wirken sich wohltuend und beruhigend auf die Seele aus, während andere auch eine entgegengesetzte Wirkung haben. Rot wie Feuer verbinden wir beispielsweise häufig mit Schreck und Verspannung oder den grauschwarzen Himmel vor einem Gewitter mit Bedrohung und Gefahr.

Farben beeinflussen unser Leben

Derart verbinden wir mit vielen Farben ganz bestimmte Gemütszustände und belegen sie mit unterschiedlicher Bedeutung. Ebenso gibt uns die Farbe, in der ein Mensch gekleidet ist, Hinweise auf seinen Charakter oder seine momentane Stimmungslage. Dunkle, düstere Farben deuten auf Schwermut, helle Farben auf gute Laune und Freude. Auch in der Homöopathie haben Farben eine besondere Bedeutung. Der Konstitutionstyp Phosphor trägt beispielsweise gerne Rot, der Konstitutionstyp Sepia Schwarz und Lila.

Farben und Gemütszustände

Naturwissenschaftlich gesehen, unterscheiden sich Farben durch ihren verschiedenen Energiegehalt und die Zahl der pro Sekunde auftretenden Schwingungen. Unter dem Gesichtspunkt der Energie wirkt sich demnach jede Farbe anders auf den menschlichen Körper aus. Die Naturheilkunde nützt diese Unterschiede zu verschiedenen Therapien, mit deren Hilfe man sich auch selbst behandeln, sich entspannen oder in eine bestimmte Stimmung bringen kann.

Farben und Energie

Das Wissen um die Zusammenhänge zwischen Farben und bestimmten Eigenschaften oder Chakren ist für die Behandlung in der Farbtherapie von größter Bedeutung, da mit Hilfe einer Lichtstrahlung in der richtigen Farbe psychosomatische Beschwerden gelindert werden können.

Farben und Chakren

Diese Methode ist inzwischen ein anerkanntes Heilverfahren, das auch in der Akupunktur angewandt wird, indem Akupunkturpunkte mit verschiedenen Farben bestrahlt werden.

Farbtherapie

● *Was können Sie tun?* Für schwierige Migränefälle ist es sicher ratsam, einen in der Farbtherapie erfahrenen Therapeuten aufzusuchen. Im Normalfall können Sie die Farbtherapie jedoch gut auch zuhause durchführen. Informieren Sie sich dazu über die Wirkung der unterschiedlichen Farben anhand der unten angeführten Beschreibungen. Haben Sie die geeignete Farbe herausgefunden, müssen Sie sich entsprechend gefärbte Glasscheiben oder Farbpapiere besorgen, die Sie vor der Birne Ihrer Schreibtischlampe (höchstens 60 Watt) befestigen. Lassen Sie das farbige Licht etwa 20 Minuten auf das entsprechende Chakra einstrahlen und wiederholen Sie die Bestrahlung täglich, etwa 10 Tage lang. Sollte danach kein nennenswerter Effekt zu beobachten sein, überprüfen Sie bitte die gewählte Farbe.

Selbsthilfe

So wirkt ROT

Rotes Licht regt den Stoffwechsel an, so daß es zu einer schnelleren Ausscheidung von Giftstoffen kommt. Man kann mit dieser Farbe die Leistungsfähigkeit steigern, Stauungen und Blockaden lösen und Libido und sexuelle Kraft steigern. Man nützt die entstauende Wirkung von Rotlicht bei vielerlei Beschwerden. Es läßt sich damit eine verstopfte Nase ebenso bestrahlen wie eine Verstopfung. Bei Kopfschmerzen mit verspanntem Rücken bestrahlt man den Rücken.

Blaues Licht kann nervlich bedingte Verkrampfungen lösen sowie den Blutdruck senken. Blau wirkt entspannend und beruhigend bei Schlaflosigkeit, bei nervösen Kopfschmerzen und hilft gegen Suchtverhalten, zum Beispiel bei Alkohol, Drogen und Zigaretten. Diese Farbe unterstützt vor allem Menschen, die rot und heiß sind und viel schwitzen.

So wirkt BLAU

So wirkt GELB

Mit gelbem Licht kann man therapeutisch die Entgiftungsprozesse der Leber unterstützen, den Blutdruck heben und alle geschwächten Körperfunktionen aktivieren. Gelb hilft bei Kopfschmerzen, wenn man übermüdet und ohne Energie ist, sich lustlos und kaputt fühlt.

Grünes Licht löst Blockaden und Stauungen wie beispielsweise den Gallenstau, der Gallenkopfschmerzen verursachen kann. Grün harmonisiert Stimmungsschwankungen von ungeduldigen und unzufriedenen Menschen. Eine Bestrahlung mit Grünlicht hilft also bei Reizzuständen und Kopfschmerzen.

So wirkt GRÜN

Oranges Licht wird in der Therapie verwendet, um die Verdauungstätigkeit zu aktivieren, und hilft bei Kopfschmerzen, wie sie als Folge von Verdauungsschwierigkeiten oder Umweltgiften auftreten. Auch wenn Kopfschmerzen mit Mutlosigkeit, Verzweiflung und Depressionen verbunden sind, wirkt diese Farbe.

So wirkt ORANGE

Violettes Licht wird zur inneren Reinigung verwendet. Es ist hilfreich, wenn man beide Gehirnhälften gleichzeitig einschalten oder eine psychische Heilung erzielen möchte. Violett hilft bei Kopfschmerzen, die von der Überbeanspruchung einer Gehirnhälfte auf Grund einer Lateralitätsstörung herrühren (→ auch Seite 66).

So wirkt VIOLETT

Edelsteine – Schwingungen, die heilen

Edelsteine sind nicht nur schön, sie können auch eine heilende Wirkung entfalten. Diese für manchen unwahrscheinlich klingende Behauptung läßt sich schnell plausibel machen. Kein Mensch wird mehr abstreiten, daß der Quarzkristall in modernen Quarzuhren durch seine regelmäßigen Schwingungen den Zeittakt der Uhren steuert. Ähnlich kann man sich die Wirkung auf den Menschen vorstellen, wenn man einen Edelstein trägt oder auflegt. Dabei entsteht im Körper eine feine Schwingungsresonanz, die sich stärkend oder schwächend auf Wohlbefinden und Gesundheit auswirkt. Welcher Effekt eintritt, hängt vom individuellen Typ ab. Da ein unpassender Stein den Körper schwächt und nur ein passender ihn stärkt, ist die Wahl eines Edelsteins mehr als eine Geschmacksfrage. Brillanten besitzen zum Beispiel eine sehr hohe Schwingungsfrequenz, die bei Menschen mit Kopfschmerzen die Beschwerden verstärken.

Steine und Energie

● *Was können Sie tun?* Wenn Sie unter Migräne oder Kopfschmerzen leiden, tragen Sie möglichst keine Brillianten, schon gar nicht im Bereich des Drüsen-Meridians (→ Seite 11), da sie einen schwächenden Einfluß auf alle Drüsen haben. Sie können mit Edelsteinen direkt Einfluß auf die Energie Ihres Körpers nehmen (→ Chakren, Seite 90).

Akupressur – Heilen mit Druck

Akupressur ist Akupunktur ohne Nadeln. Beide Methoden beruhen auf demselben Prinzip, das mit seinen 7000 Jahren Geschichte wohl eine der ältesten Heilmethoden genannt werden darf.

Meridiane = Energiebahnen

Grundlegend ist die Vorstellung, daß die Energie des Körpers auf festen Bahnen kreist. Diese als Meridiane bezeichneten Energiebahnen sind jeweils mit unterschiedlichen Organen verbunden. Auf den Meridianen liegen die Akupunkturpunkte, das sind 0,5 bis 5 Millimeter große Stellen auf der Haut, die besonders druckempfindlich sind, wenn das zugehörige Organ erkrankt ist.

So wie die Akupunkturpunkte schmerzen, wenn ein Organ erkrankt, kann umgekehrt das Organ über eine Reizung des Akupunkturpunkts von außen stimuliert werden. Bei der Akupunktur erfolgt diese Reizung mit dem Einstich von Nadeln, bei der Akupressur durch einfachen Druck mit den Händen. Mit Akupressur kann sich auch ein Laie behandeln, man muß allerdings die genaue Lage der Punkte kennen, die eine Krankheit, zum Beispiel Kopfschmerzen, beseitigen können (→ Bücher, die weiterhelfen, Seite 105).

Heilreiz

Die Akupunkturpunkte liegen auf 12 Haupt- und 2 Nebenmeridianen. Auf jedem Meridian befindet sich ein Anregungspunkt, dessen Reizung das zugehörige Organ belebt und aktiviert. Der Dämpfungspunkt beruhigt das Organ und drosselt seine Aktivität. Drücken und massieren Sie diese zwei Punkte, die am Anfang und Ende eines jeden Meridians liegen, so kommen Antrieb und Beruhigung in ein Gleichgewicht.

Durch Druck ins Gleichgewicht

Die Suche nach einem bestimmten Punkt wird dadurch erleichtert, daß sich der Punkt selbst »meldet«. Er ist empfindsamer als seine Umgebung, und man weiß in der Regel ganz genau, ob man ihn getroffen hat. Je häufiger man akupressiert, desto rascher stellt sich eine Wirkung ein. Der gedrückte Punkt wird innerhalb kürzester Zeit sensibilisiert und richtiggehend »aufgeweckt«.

Beim ersten Mal wird der Erfolg mit Akupressur bescheiden sein, meist verspürt man erst beim zweiten Mal eine deutliche Wirkung. Sie wird sich immer mehr steigern, bis sie schon nach einer Berührung von wenigen Sekunden eintritt.

> Die Akupressur ist keine Heilmethode für schwere Erkrankungen und kann weder ein Medikament noch eine Operation ersetzen. Bei schweren Herz- und Kreislauferkrankungen, wenn man sehr erschöpft und übermüdet ist oder wenn der entsprechende Punkt entzündet ist, darf nicht akupressiert werden.

Akupressur ist eine Hilfe bei Unpäßlichkeiten oder eine vorbeugende Maßnahme bei kleineren Störungen. Man verwendet sie auch zusätzlich zu anderen Therapien.

● *Was können Sie tun?* Bei Kopfschmerzen gibt es ein einfaches Verfahren: Binden Sie ein Tuch möglichst eng um den Kopf, werden automatisch einige Akupressurpunkte gedrückt – die Schmerzen lassen nach. Da einige Akupressurpunkte für den Kopf auf den Fußknöcheln liegen, können Sie auch ein Tuch fest um den Köchel binden, bei linksseitigen Kopfschmerzen um den linken, bei rechtsseitigen Kopfschmerzen um den rechten, ansonsten um beide Knöchel.

Einfache Hilfen

Phytotherapie

Phytotherapie (Behandlung mit Pflanzen) ist der moderne Name für eine alte Heilmethode: die Heilung mit Kräutern und Kräutertees. Auch sie hat ihren gerechtfertigten Platz bei der Behandlung von gesundheitlichen Störungen. Geeignet bei Migräne und Kopfschmerzen sind vor allem die Pflanzen und daraus hergestellte Tees, die Reinigungs- und Ausscheidungsprozesse unterstützen.

Heilung durch Kräuter

● *Was können Sie tun?* Die empfohlenen Tees helfen Ihnen dabei, den Körper von allen Giften und Stoffwechselprodukten zu befreien, die sich oft in Kopfschmerzen manifestieren. Halten Sie sich dazu an die angegebenen Rezepte und Einnahmevorschläge. Man kann die Kräuter oder Tees durchaus auch vorbeugend anwenden und muß nicht warten, bis eine Krankheit ausbricht.

Bei Tees: An die Rezep halten

Bei Kopfschmerzen

Brennesseltee: 1 gehäuften Teelöffel Brennessel mit 1/4 Liter Wasser überbrühen, 2 bis 5 Minuten ziehen lassen. Etwa 2 Liter Tee pro Tag schluckweise trinken

Schafgarbentee: 1 gehäuften Teelöffel Schafgarbe pro Tasse mit heißem Wasser überbrühen, 2 bis 5 Minuten ziehen lassen, abseihen. Etwa 1/4 Liter Tee pro Tag schluckweise trinken.

Wählen Sie Ihren Tee

Schlüsselblumentee: 1 gehäuften Teelöffel der Blüten pro Tasse mit heißem Wasser überbrühen, 2 bis 5 Minuten ziehen lassen, bis der Tee eine leicht goldene Färbung zeigt, dann abseihen. Über den Tag verteilt 1/2 Liter Tee trinken.

Schwedenbitter: Diese von einem schwedischen Arzt entwickelte Essenz sollte in keiner Hausapotheke fehlen. Besorgen Sie sich in der Apotheke die fertige Mischung. Bei starken Kopfschmerzen nehmen Sie 2 bis 3 x pro Tag 1 Eßlöffel Schwedenbitter zusammen mit 1 Tasse der genannten Kräutertees ein. Am wirkungsvollsten ist die Einnahme 1/2 Stunde vor und nach dem Essen, also vor und nach jeder Mahlzeit 1/4 Tasse.

Schwedenbitterumschlag: Beträufeln Sie ein Taschentuch mit dem Schwedenbitter und legen Sie es auf die schmerzende Kopfpartie. Den Umschlag fixieren Sie am besten mit einem Leinentuch und lassen ihn je nach Verträglichkeit 2 bis 4 Stunden einwirken.

Alkoholumschlag: Tränken Sie ein Taschentuch mit Alkohol, am besten mit Wodka. Das Tuch sollte naß und kalt sein, aber nicht triefen. Legen sie es sich über Nacht auf das Herz, geben Sie darüber ein Frottierhandtuch als Wärmeschutz.

Wählen Sie Ihren Tee

Bei Migräne

Schafgarbentee 1 gehäuften Teelöffel Schafgarbe pro Tasse mit heißem Wasser überbrühen, 2 bis 5 Minuten ziehen lassen, abseihen. 1 Tasse Tee pro Tag sehr heiß trinken.

Schlüsselblumentee: (bei Migräneanfällen): 1 gehäuften Teelöffel Blüten pro Tasse mit heißem Wasser überbrühen, 1/2 Minute ziehen lassen, abseihen. 1 bis 2 Tassen Tee schluckweise sehr warm trinken.

Bei organischen Störungen

Blase: Spitzwegerich und Thymian zu gleichen Teilen mischen; 1 gehäuften Teelöffel Kräuter pro Tasse mit heißem Wasser überbrühen, 3 bis 5 Minuten ziehen lassen. Schluckweise trinken.

Galle: Schwedenbitter oder Schwedenbitter-Umschlag (→ Seite 100 und oben).

Halten Sie sich an die Rezepte

Leber: Mariendistelfrüchte, Löwenzahn (Wurzel mit Kraut) und Schöllkraut zu gleichen Teilen mischen; 1 gehäuften Teelöffel Kräuter mit 1/4 Liter heißem Wasser überbrühen, 10 Minuten ziehen lassen und abseihen. Morgens nüchtern, 1/2 Stunde vor dem Mittagessen und abends vorm Schlafengehen jeweils 1 Tasse Tee trinken.

Nieren: Berberitzenblätter und Goldrutenkraut zu gleichen Teilen mischen. 1 gehäuften Teelöffel der Mischung pro Tasse mit heißem Wasser überbrühen, 2 bis 5 Minuten ziehen lassen, abseihen. Täglich 3 Tassen Tee schluckweise trinken. Über einen längeren Zeitraum durchführen!

Ein Wort zum Schluß

Mit Hilfe der Erläuterungen und Anleitungen dieses Ratgebers können Sie Ihren Kopfschmerz »identifizieren«, seine Ursachen erkennen lernen und zu der für Sie passenden Behandlung finden. Dies mag für Sie der Beginn eines schmerzfreien Lebens sein.

Schmerz – ein Signal

Seien Sie bitte stets eingedenk der Tatsache, daß der Schmerz ein »Signal des Körpers« ist, ein Signal, das uns darauf aufmerksam machen soll, daß etwas nicht in Ordnung ist. Kopfschmerz als Symptom signalisiert uns, daß wir nach der Ursache suchen und sie behandeln müssen.

Das »Signal Kopfschmerz« mit Schmerzmitteln zu unterdrükken, ist ebenso unsinnig wie eine Sirene beim ersten Ton abzustellen, damit die Feuerwehr erst gar nicht ausrückt, um den Brand zu löschen. Eine längerfristige Einnahme von Schmerzmitteln bedeutet überdies, sich freiwillig der Gefahr von Nebenwirkungen auszusetzen, die in Einzelfällen gesundheitliche Schäden nach sich ziehen.

Bitte versuchen Sie geduldig, die Ursachen für Ihren Kopfschmerz, für Ihre Migräne herauszufinden, halten Sie sich sorgfältig an die Anleitungen zur Selbstbehandlung! Beachten Sie jeweils ausgewiesene Grenzen der Selbstbehandlung! Experimentieren Sie nicht herum, sondern gehen Sie, wenn nötig, bitte zu einem Therapeuten Ihres Vertrauens – sein Wissen, seine Erfahrung, seine Intuition und nicht zuletzt Ihr Mittun in eigener Verantwortung sind entscheidend für den Heilerfolg.

Sie müssen selbst entscheiden

Zum Nachschlagen

Adressen, die weiterhelfen

Adressen von Therapeuten, die mit der biochemisch-homöopathischen Stoffwechsel-Regulationstherapie und der Nosoden-Therapie arbeiten, erfahren Sie vom

> Bio-Institut
> Grünbauerstraße 1
> 8000 München 71
> (bitte einen an Sie adressierten und frankierten Briefumschlag beilegen)

Weitere Therapeuten-Adressen erfragen Sie bitte bei den Verbänden:

> Fachverband Deutscher Heilpraktiker
> Helsbachstraße 30
> 5300 Bonn 1
> (Auskunft kostenlos)

> Zentralverband der Ärzte für Naturheilverfahren
> Bismarckstraße 3
> 7290 Freudenstadt
> (nur schriftliche Auskunft;
> bitte legen Sie DM 2,50 in Briefmarken bei)

Die Adressen von Rutengängern erfahren Sie über

> Fachschaft deutscher Rutengänger
> Bezirksgruppenleiter Manfred Wiesner
> Ungererstraße 159
> 8000 München 40

Das Münchner Bio-Institut bietet regelmäßig Seminare an:

- Kurse für Laien (Homöopathie, Akupressur, Kinesiologie, Edelstein-Therapie),
- Intensiv-Kurse für Ärzte/Therapeuten (Biochemisch-homöopathische Stoffwechsel-Regulationstherapie bci Allergien, Migräne, hyperaktivem Syndrom, Epilepsie).

Das Seminar-Programm können Sie anfordern bei

Bio-Institut
Grünbauerstraße 1
8000 München 71
(Bitte legen Sie Ihrer Anfrage einen mit Ihrer Adresse
versehenen und frankierten Briefumschlag bei.)

Bücher, die weiterhelfen

Bachmann, R.M., Wie neugeboren durch Kneippen, Gräfe und Unzer Verlag, München

Cardas, E., Atmen - Lebenskraft befreien, Gräfe und Unzer Verlag, München

Elmadfa, I., Aign, W., Fritzsche, D., GU Kompaß Nährwerte, Gräfe und Unzer Verlag, München

Elmadfa, I., Muskat, E., Fritzsche, D., Gu Kompaß E-Nummern - Lebensmittel-Zusatzstoffe, Gräfe und Unzer Verlag, München

Flower Essence Society, Blütenessenzen - Repertorium ihrer Wirkungsweise, Verlag Herbert Thelesklaf, München

Gümbel, D., Wie neugeboren durch Heilkräuter-Essenzen, Gräfe und Unzer Verlag, München

Hopfenzitz, P., GU Kompaß Mineralstoffe, Gräfe und Unzer Verlag, München

Hopfenzitz, P., Lützner, H., Fasten und Meditation, Gräfe und Unzer Verlag, München

Huth, A., Huth, W., Meditation - Begegnung mit der eigenen Mitte, Gräfe und Unzer Verlag, München

Jenny, E., Keshava, D., Yoga - Grundkurs für Anfänger, Gräfe und Unzer Verlag, München

Kraaz, I.S., Rohr, W.v., Die richtige Schwingung heilt, Goldmann Verlag, München

Krenz, M., GU Kompaß Augenentspannung am Computer, Gräfe und Unzer Verlag, München

Langen, D., Autogenes Training für jeden, Gräfe und Unzer Verlag, München

Lützner, H., Million, H., Richtig essen nach dem Fasten, Gräfe und Unzer Verlag, München

Lützner, H., Wie neugeboren durch Fasten, Gräfe und Unzer Verlag, München

Metzner, K., Shiatsu - Heilsame Berührung, Gräfe und Unzer Verlag, München

Pahlow, M., Das große Buch der Heilpflanzen, Gräfe und Unzer Verlag, München

Prusinski, A., Migréna, Avicenum Verlag, Prag

Rosival, V., Wegweiser zur Naturheilkunde, Dr. Vera Rosival Verlag, München

Scheffer, M., Bach-Blüten-Therapie - Theorie und Praxis, Heinrich Hugendubel Verlag, München

Stead C., Aroma-Therapie - Heilen mit ätherischen Ölen, Econ Taschenbuch Verlag, Düsseldorf

Stumpf, W., Homöopathie (Der große GU Ratgeber), Gräfe und Unzer Verlag, München

Triebel-Thome, A., Feldenkrais - Bewegung, ein Weg zum Selbst, Gräfe und Unzer Verlag, München

Unger-Göbel, U., Gu Kompaß Vitamine, Gräfe und Unzer Verlag, München

Vollmar, K., Chakren - Lebenskraft und Lebensfreude aus der eigenen Mitte, Gräfe und Unzer Verlag, München

Wagner, F., Akupressur leicht gemacht, Gräfe und Unzer Verlag, München

Wagner, F., Reflexzonen-Massage leicht gemacht, Gräfe und Unzer Verlag, München

Zur Linden, V., Zur Linden, H., Immunsystem natürlich stärken, Gräfe und Unzer Verlag, München

Beschwerden- und Sachregister

Die Deutsche Bibliothek – CIP-Titelaufnahme

Rosival, Vera:
Migräne natürlich behandeln : so helfen Naturheilverfahren und
Naturheilmittel bei Kopfschmerz und Migräne ;
Ursachen erkennen – zur richtigen Therapie finden ;
Anleitungen für die Behandlung zu Hause / Vera Rosival.
– 2. Aufl. – München : Gräfe und Unzer, 1992
(GU Ratgeber Leben)
ISBN 3-7742-1134-5

2. Auflage 1991
© 1991 Gräfe und Unzer GmbH München

Redaktion: Doris Schimmelpfennig-Funke
Lektorat: Kurt Gallenberger
Korrektorat: Christine Kohl
Zeichnungen: Gerlind Bruhn
Herstellung: Michael v. Bressensdorf
Einbandgestaltung: Heinz Kraxenberger
Druck: Wagner GmbH, Nördlingen
Bindung: R. Oldenbourg Graphische Betriebe, Kirchheim

ISBN 3-7742-1134-5